実例から学ぶ電子カルテ活用

FileMaker で電カルを使いこなす

編集・執筆 **岡垣　篤彦**
国立病院機構大阪医療センター

執筆協力 **富田　宏昭**

ライフサイエンス出版株式会社

はじめに

2011年に『医療現場のデータベース活用』という書籍が発売されました。この本は、使いにくい病院情報システムへの対処法を集めたものです。収載されている事例では、それぞれの医療機関で何年にもわたって苦労して作られた「ユーザーメードシステム」について解説されており、貴重な体験談を集めています。病院情報システムで苦労している医療従事者の方々には大きなヒントになったとの声が寄せられていますが、一方、FileMakerですぐ役に立つアプリケーションを作れると考えて購入したけれど、そういう目的には役に立たずがっかりしたとの書評もありました。

今回は『医療現場のデータベース活用』の続編として、大阪医療センターという一つの施設に絞ってより詳しく書いてみました。あくまで事例の紹介であり、この本を読んで具体的なアプリケーションがすぐ作れるというわけではありませんが、皆さんが工夫すればこの本に紹介されているアプリケーションと同程度のものは作ることができます。自分でFileMakerを使ってアプリケーションを作ろうとしている人、アプリケーションは作らないけれど製作できる会社に注文して、同様のことを実現したいと考えている人に参考にしていただければと思います。内容を分かりやすくするために、本書の一部に前著と若干重複する部分をいれていますことをお断りしておきます。

他の施設の事例と同様に、大阪医療センターのシステムも診療現場の人々のノウハウの集積であり、何年にもわたって苦労して開発した人々の仕事の成果でいわば小さな発明工夫の集合体ですので、著作権として保護されるべきものですし *[1]*、特許を取得している部分もありますが、いろいろな医療機関で苦労されている方々の参考になればとの考えで、できるだけ情報提供を試みたつもりです。特許を取得している部分以外の、この本に記載したソフトウエアのデザインについては読者の方が今後同様の仕組みを製作されることをまったく制限するものではありませんが、この本に記載されている情報をもとに同様の仕組みを作成したにもかかわらず、先発の権利を主張することや、その意匠について代価を得ることは避けてください。ここに書かれているものは、すべて完全に動いて業務に使っているシステムであり、そのシステムを動かして得られたデータです。ある程度、病院情報システムの知識があり、FileMakerあるいは類似の機能のソフトウエアを使用すれば誰でも作れる仕組みですので、読者の今後の参考になれば幸いです。

最後に、本書の執筆にあたってはFileMaker、ITに造詣の深い富田宏昭さんに多大なる協力をいただきました。あらためて御礼申し上げます。

岡垣　篤彦
国立病院機構 大阪医療センター

---

[1]　平松晋介　EUCとそのファイルの取り扱い　医療現場のデータベース活用　204-213

目　　次

基本編　FileMaker Proとベンダー製システムを用いた大阪医療センターの病院情報システム

1　病院情報システムの弱点 ……………………………………………………… 11
　　閲覧性：電子カルテの問題点 ……………………………………………… 11

2　開発ストーリー ……………………………………………………………… 14
　　1）産科電子カルテ ……………………………………………………… 14
　　2）手術支援システム …………………………………………………… 15
　　3）病床管理システム、耐性菌管理システム ………………………… 16

3　公認電子カルテへ …………………………………………………………… 18
　　"ハイブリッド"システム ……………………………………………… 19

4　大阪医療センター方式の電子カルテの仕組み …………………………… 19

5　FileMakerをユーザーインターフェースに使用する電子カルテ ………… 27
　　1）FileMakerがハブとなり周辺システムをコントロール ………… 27
　　2）問診表 ………………………………………………………………… 29
　　3）人工透析部門システムとの接続—電子カルテのデータは一元的に保存したい：部門システムのタコ壺化を防ぐ ……………………………………… 31
　　4）究極の電子カルテ　眼科 …………………………………………… 37
　　5）究極の電子カルテ　救命救急ER（Emergency Rescue）の電子カルテ ……… 44
　　　　ERでのツイッター形式のデータ入力 …………………………… 44
　　　　ER経過表を参照したカルテへの記載 …………………………… 47
　　6）抗癌剤の表示 -オーダとの連携- …………………………………… 50
　　7）成長曲線 ……………………………………………………………… 50

6　FileMakerカルテの評価、診療の質の向上 ……………………………… 54

7 電子カルテの記載に必要な項目と世界規格 ……………………………… *58*

8 電子カルテ参照系 ……………………………………………………………… *62*
1）基本的な構造 ……………………………………………………………… *62*
2）診療台帳を電子カルテとして実装し、参照系で閲覧 ………………… *64*
3）チーム医療支援システム ………………………………………………… *65*
4）外来診療状況把握アプリ ………………………………………………… *72*
5）入院状況把握アプリ：栄養指導支援、回診支援 ……………………… *73*
6）耐性菌感染状況 …………………………………………………………… *76*
7）異なるシステム間のデータ転送、あるいはデータの互換性 ………… *79*

9 電子カルテの技術を使った研究 …………………………………………… *80*
1）南海トラフ巨大地震に対する医療支援の研究 ………………………… *80*
2）災害掲示板 ………………………………………………………………… *87*
3）災害用電子カルテ ………………………………………………………… *89*

10 病院情報システムを使いやすくするには ………………………………… *92*
1）ウォーターフォールとアジャイル ……………………………………… *92*
2）病院情報システムの仕様書 ……………………………………………… *93*
3）ウォーターフォールしか選択肢がない？ ……………………………… *94*
4）ユーザーメード（エンド・ユーザー）コンピューティング ………… *96*

11 ユーザーメードシステムに必要な工夫 …………………………………… *97*
1）システムの開発記録をドキュメントとして残す ……………………… *97*
2）ユーザーメードシステムのガイドライン ……………………………… *98*

12 今後の病院情報システム …………………………………………………… *100*
改正薬事法はイノベーションを阻害する？ ……………………………… *101*

13 謝辞 …………………………………………………………………………… *102*

ユーザーメードシステムのガイドライン（抜粋） ……………………………… 104

附表　紙カルテ、ロールペーパー型、カード型電子カルテの違い ……………… 107

実践編　病院システムとFileMakerの連携

1　CSVを使用した連携 ………………………………………………………… 111

業務系と参照系データベース …………………………………………………… 111

業務系データベース ……………………………………………………………… 112

FileMakerファイルを作業時にダウンロードして使用 ……………………… 112

参照系データベース ……………………………………………………………… 114

FileMaker Server ………………………………………………………………… 115

MySQL ……………………………………………………………………………… 115

XML ………………………………………………………………………………… 115

参照系から業務系に書き込む場合 …………………………………………… 115

エンドユーザのUIについて ……………………………………………………… 116

一般的な電子カルテアプリケーションとの連携について …………………… 116

特殊な電子カルテアプリケーションとの連携について ……………………… 117

ファイルの構成について ………………………………………………………… 117

データベースの構成について ………………………………………………… 120

Column　共通化と個別化　120

外部プログラムとの連携 ………………………………………………………… 121

[Eventを送信]スクリプトステップ …………………………………………… 121

[DDEを送信]スクリプトステップ …………………………………………… 121

[AppleScriptを実行]スクリプトステップ …………………………………… 122

FileMakerのプラグインを使用 ……………………………………………… 122

[URLを開く]スクリプトステップを使用 …………………………………… 122

富士通EGMainGXとの連携 …………………………………………………… 123

CSVを使用した連携／データの取得時 ……………………………………… 123

Column　同期実行と非同期実行　123

CSVを使用した連携 / データの書込時 ……………………………………… *124*

    Column DDE と AppleScript *124*

2 XMLを使用した連携 …………………………………………………… *129*

  XMLを使用した連携 ……………………………………………………… *129*

  眼科診療録 ………………………………………………………………… *130*

3 ODBCを使用した連携 ………………………………………………… *132*

  ODBC連携 ………………………………………………………………… *132*

    ODBCとは ……………………………………………………………… *132*

    FileMaker での ODBC 活用例 ……………………………………… *133*

    Column セキュリティ設定の確認を *136*

    Column FileMaker内でSQL文を使って自在にデータを取得するExecuteSQL *143*

4 画像を使用した連携 ……………………………………………………… *144*

  画像データの連携 ………………………………………………………… *144*

    オブジェクトフィールドでの画像表示カスタマイズ例 ………………… *147*

    Webビューアでの画像表示カスタマイズ例 ………………………… *148*

    応用例 …………………………………………………………………… *148*

  画像データの生成 ………………………………………………………… *148*

    Webビューアを利用する場合 ………………………………………… *148*

    外部アプリケーションを呼び出し、結果を取得する場合 ……………… *148*

    プラグインを使用する場合 …………………………………………… *148*

    Column シェーマを自前で実装するには *149*

5 URLを使用した連携 …………………………………………………… *150*

  URLを使用した連携 ……………………………………………………… *150*

  [URLを開く]スクリプトステップ ……………………………………… *150*

  [URLを開く]スクリプトステップを使用したアプリケーション間連携 ……… *151*

    Column マルチバイト文字をURLの引数に指定したい場合 *151*

Webビューアを起動 ……………………………………………………………… *153*

　　Column　Webビューアと GetLayoutObjectAttribute 関数を用いたデータ取得　*153*

[URLから挿入] スクリプトステップ ………………………………………………… *155*

https、httpspost、ftps を利用する上での注意点 ……………………………… *155*

6　HTMLを使用した連携 ………………………………………………………………… *157*

HTMLを使用した連携 ………………………………………………………………… *157*

外部プログラムでHTMLを処理し、データを取り込む ……………………… *157*

プログラミング言語を用いて、HTMLから任意の情報を抽出するコマンドを作
成する……………………………………………………………………………………… *158*

HTMLからの情報の取り出しに対応したアプリケーションと連携し、結果を取
得する……………………………………………………………………………………… *158*

Googleドキュメントなど、データ変換に対応したWebアプリケーションと連
携し、FileMakerでレコードのインポートが可能なフォーマットに変換する　*158*

FileMakerのプラグインを使用—サードパーティ製のプラグインをインストールし
たり、自分でプラグインを開発する……………………………………………………… *158*

スクリプトや計算式でHTMLを処理し、任意のデータを抽出する …………… *159*

データの取得手順……………………………………………………………………… *159*

HTMLからの情報取得手順 - 簡単なHTMLの例 …………………………… *166*

HTMLからの情報取得手順 - Letを使った計算式の簡易化………………… *167*

HTMLからの情報取得手順 - 複数の要素からなるHTMLから情報を抽出 … *169*

HTMLからの情報取得手順 - 複雑な要素からなるHTMLから情報を抽出 … *170*

　　Column　ローカル変数とグローバル変数　*171*

HTMLからの情報取得手順 - 要素名とidを指定してHTMLから情報を抽出 *172*

用語解説 ……………………………………………………………………………………… *174*

索引 …………………………………………………………………………………………… *176*

基本編
FileMaker Pro と
ベンダー製システムを用いた
大阪医療センターの
病院情報システム

●基本編

1 病院情報システムの弱点

大阪医療センターは、1996年ごろ国内でも最も早くオーダリングシステムを導入した病院の一つですが、2000年に電子カルテを含む病院情報システム（注1）に移行することとなりました。

2000年のシステム導入に先立って、まずは主だったメーカーによる説明会を開きましたが、これをみた医師の感想は、「診療に使うのは難しいのではないか」というものが大多数でした。2015年現在、400床以上の総合病院の約7割で電子カルテが使われているとされていますが [1]、電子カルテが日本に導入されてから15年経った現在、文句もいわずに電子カルテを使っている人々は「難しい」状況に順応したのかもしれません。

紙カルテを使っていた医師が電子カルテを使いにくいという大きな理由の一つとして、日本の医師はタイプで入力するトレーニングを受けていない、あるいは年配の医師はタイプ入力ができないということを挙げる人もいます。しかし、大規模病院の勤務医は当時でも日常的にコンピュータを使っていることが多く、実際にはタイプ入力が問題となることはほとんどありませんでした。それどころか、普段使っているコンピュータと比べて、あまりにもユーザーインターフェースが使いにくいという、コンピュータに詳しい人ならではの指摘が多く寄せられました。

> **注1　病院情報システム**
> 病院情報システムは医療スタッフの記載、検査、処方等の依頼およびそれらの実施記録、検査結果、医事会計などの医療機関の業務の様々な情報を統合的に扱うシステムの総称ですが、そのなかの医師の記載部分を電子カルテということが多いようです。電子カルテを含む病院情報システム全体を広義の電子カルテということもあります。

閲覧性：電子カルテの問題点

その当時から現在まで、電子カルテの最大の問題点は入力が面倒ということよりも、むしろ閲覧性が悪いことにあります。

患者さんを診療する場合、決められた事柄が時間の経過とともにどのように変化しているかを把握することが非常に重要なのですが、本来コンピュータが得意であるはずの、「特定の記載項目について、時間が経つにつれてどのように変化しているか」をわかりやすく表示できないことが大きな欠点となっています（図1〜図3）。検査データのような数値情報や画像の変化を比較する機能は実装されていますが、最も重要な記載部分の時系列表示ができないのは非常に不便です。電子カルテベンダーのほとんどが採用している「巻き紙（ロールペーパー）」方式の閲覧方式で過去の記載内容を把握しようとする場合は、目的の記載箇所まで延々とスクロールしなければなりませんが、これはユーザーにとって大きな苦痛となり、紙カルテのページをめくるほうがはるかにストレスが少ないのです。さらに、紙カルテの初診カルテでは、主訴、現病歴、既往歴、家族歴、身体所見、検査所見、評価、治療計画などに

---

[1]　国内電子カルテ市場は2018年に2000億円規模、シード・プランニングが予測　日経デジタルヘルス http://techon.nikkeibp.co.jp/article/NEWS/20140820/371619/?ST=ndh

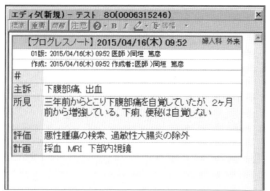

図1　現在の一般的な電子カルテの記載欄（富士通EGMainGX）▶主訴、所見、評価、計画の4つの「フラットな」階層化されていない記載欄を持つ。

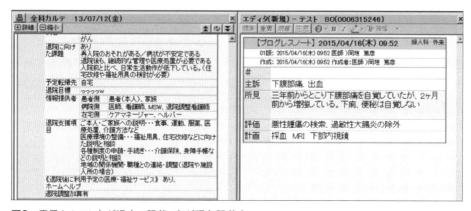

図2　電子カルテ▶左が過去の記載、右が現在記載中

記載欄が分けられており、記載すべき情報をもれなく取得する工夫が行われています（図4）。また、手術記録、検査記録、サマリーなど種別が異なる記載は付箋を付けるとか、通常の記述とは色の違う紙を使うなどして分かりやすくしていたのですが、電子カルテではそのような工夫がありません。

　記載すべき項目を細かく分け、階層化して記載すべき項目の意味付けを明らかにするような仕組みを作ることを「構造化」するといいますが、電子カルテの記載欄は一つだけか、あるいは「S (subject) O (object) A (assesment) P (plan)」に分けられている程度で、この構造化が行われていません。はじめから構造化された項目に入力するように作られていれば、紙カルテよりもはるかに簡単にデータの抽出ができるはずなのですが、これではわざわざ電子カルテとしてデータベース化したのはなんのためかわからなくなってしまいます。すなわち、電子カルテでは粒度の細かい記載を習慣として行うような仕組みが出来ておらず、見たい情報を抽出するということに対する配慮があまりないということです。このような電子カルテで日々の診療を行うと診療の質も落としかねないため電子カルテの改善に関する工夫を始めました。

●基本編

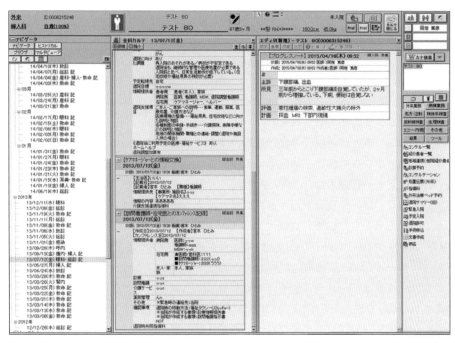

図3　電子カルテ▶左端は記載日のリストでクリックすると左から二番目の列にその日の情報が表示される。右から二つ目の列は記載中の情報

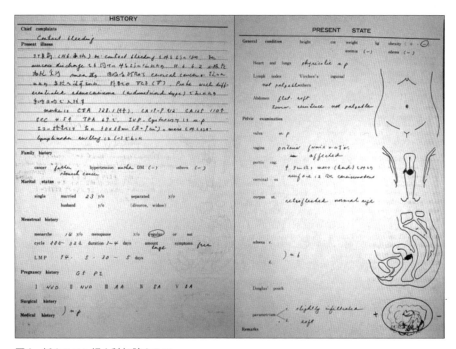

図4　紙カルテ▶婦人科初診カルテ
左が問診情報、右が診察所見。構造化された記載欄を持つ。
きちんと記載が行われるとデザイン的にも美しい。

2 開発ストーリー

1) 産科電子カルテ

　1996年に大阪医療センター（当時国立大阪病院）に、国内のさきがけとして MS-DOS で動くオーダリングシステムが導入されました。

　オーダリングシステムとは、病院の会計処理、薬剤や検査の注文、実行した結果などをコンピュータとネットワークを用いて病院中に伝達する仕組みです。現在の病院情報システムから電子カルテの記載や経過表部分を除いた仕組みと考えてもよいでしょう。紙カルテはそのまま使用しており、処方や検査を行うときは紙カルテへの記載とコンピュータへの入力と二重に行う必要がありましたので、医師にとっては大変煩わしいものでした。MS-DOS のテキストベースのインターフェースで作られたオーダリングシステムで診療を行うのは、グラフィカルユーザーインターフェースに慣れている医療スタッフにとっては苦痛でした。

　このようなオーダリングシステムを使っているうちに、ユーザーがこんなふうに動いて欲しいと考えている「動く見本」を作れば、あるいはベンダーが改善してくれるのではないか、さらに、カルテ記載部分のプロトタイプも作っておけばいずれ大手ベンダーもそれに近い形で電子カルテを実現してくれるのではないかと思うようになりました。とりあえず動くものを作ってみようということで、FileMaker Pro 4.0 を使用し、診療の合間の時間を利用して、一週間ぐらいでほぼ動くものを作り上げました。

　このようにして、オーダリングシステムとは別の仕組みとして1997年頃に MacOS 上の FileMaker Pro 4.0 で動作する電子カルテを作成しました。まず、自分で使ってみて使いやすいと思うものでなくては他人にも使ってもらえないと考え、とりあえず紙カルテの運用をなぞるように作成し、少しずつ、過去の記載項目の一覧表示など、電子カルテならではの機能を追加していきました。

　FileMaker Pro には、データベース構造を変更するのと同時に、表示するレイアウトも変更できて、自由度が非常に高い、開発速度が非常に速いという大きなメリットがあります。さらに、フォントの種類や文字の大きさ、色などの組み合わせで、表示内容を把握しやすいレイアウトを作ることができます。

　反面、数百万件を超えるデータベースを作成して、百人を超える規模のアクセスがあると、当時 FileMaker Server が動いていたコンピュータのスペックではパフォーマンスの問題が生じることがありましたが、病院内で想定していた接続ユーザー数は診療科あたり1、2名で、同時接続するユーザーは多くても数十名と想定されましたので、問題になることはありませんでした。

　産科病棟に FileMaker Server を設置し、ネットワークで結ぶサーバークライアントシステムを構築したのですが、オーダリングシステムのネットワークに相乗りすることは、オーダリングシステムを不安定にするかもしれないという理由で認められないということでした。そこで、当時病棟と外来と当直室を結ぶ分娩監視装置のネットワークが引かれていたの

●基本編

を利用し、このネットワークに相乗りして外来と病棟で通信できるような仕組みを構築しました。まだ電子カルテが診療録として認められていなかったため、このシステムで印刷した紙をカルテに挟み込んで、紙カルテの方を本物のカルテとしていました。カルテの記載項目は紙の初診カルテと再診カルテ、入院サマリー、分娩記録の記載欄やデザインをほぼそのまま踏襲し、母体の血圧や体重、検体検査のデータ、胎児の大きさ等が時間の経過を追って一覧で表示される機能を追加しました。このとき作成した産科カルテが現在も使っている全診療科の FileMaker の電子カルテの元になっています *[2]*。

患者基本情報

患者 ID と患者名や生年月日、住所、電話番号などの情報は、患者基本情報といいますが、このとき、基幹システムより、患者基本情報を供給してもらえるようになりました。これはこのようなユーザーメードシステムにとっては画期的なことで、ID を入力すれば氏名を入れる手間が省けるというような単純なものではなく、ID を入力すると自動的に表示される氏名を確認することで、ID、氏名の入力間違いをほぼ完全に防げるようになります。ユーザーメードのシステムを業務に使える第一歩といえます。

電子カルテはカルテの記載データ、検査データ、画像データ、薬剤処方、検査オーダ等の異なるアプリケーションのデータを総合して閲覧する必要がありますが、当時 Apple 社が広めようとしていた「OpenDoc」という仕組みは、いろいろなアプリケーションを共通のソフトウエアプラットフォーム上で動かしてデータを鳥瞰するという、まさに電子カルテにうってつけのような構想でした。いずれ検体検査や生理検査、処方等のデータが取得できるようになれば OpenDoc 上で統合できるのではないかと考えていましたが、結局この「OpenDoc」はソフトウエア開発が構想についていけず断念され、その後 Apple 社は経営危機を迎え、スティーブ・ジョブズが暫定 CEO として復活することになります。

2)　手術支援システム

産科のカルテの仕組みを拡張して、各診療科からその診療科の手術予定を入力し、それらを統合的して閲覧、手術の時間や手術室の割り振りを行えるシステムが作れるのではないかというアイデアを以前から持っており、プロトタイプを作ってみました。このプロトタイプを当時の外科部長に見てもらったところ、たまたま使用可能な予算が若干あるので、それを使って産科の電子カルテのネットワークを全病院に拡張して病棟、外来を結んで手術申し込みシステムを作ってほしいということになりました（図5）。そこでオーダリングシステムとは別に格安の院内ネットワークを引いて、産科の電子カルテネットワークと接続し、病院中の病棟と外来に一台ずつデスクトップ型 Macintosh コンピュータとプリンタを設置しました。当時は Apple 社のコンピュータは趣味か学会発表の原稿作りに使うもので、病院の業務用に Macintosh を導入するというのはあり得ないと思われていたので、職員から驚きの目で見られました。

---

[2]　岡垣篤彦, 伴千秋, 鈴木暸：産科電子診療録導入の試み. 岡垣篤彦, 伴千秋, 鈴木暸：産科電子診療録導入の試み. 産婦の進歩、50（3）：323-330, 1998　臨床の広場. 産婦の進歩、50（3）：323-330, 1998

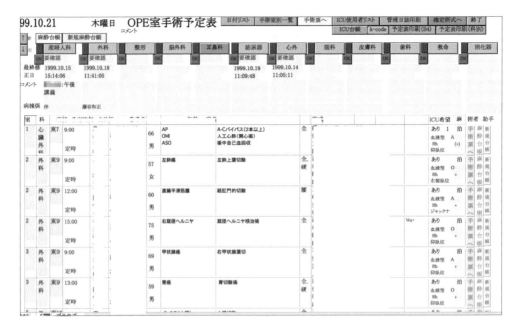

図5 手術支援システム▶1996年ごろから使用

3） 病床管理システム、耐性菌管理システム

　さらに当時の事務長より、入院患者がどこの病棟のどの病室に何人いるかが一目でわかるようなシステムが作れないかという話がありました。そこで作ったのが病床管理システムです。全病棟のマップ上にベッド配置と患者名を表示し、在院日数や空床状況を一目でわかるようにしました。入力は病棟の看護師さんが勤務時間の終わりに行うことになりました。現在の電子カルテには病棟のマップは標準装備されていますが、当時はまだマップ上に病床を表示するシステムはほとんどありませんでした。

　その後、看護師さんから中心静脈（CV）カテーテルなどの体腔カテーテルを使用している患者さんを病床マップ上に表示して院内感染を監視する仕組みを作って欲しいというリクエストを受けて作ったのがCVカテーテル管理ソフトウエアです（図6）。薬剤耐性菌報告書も同時に作成し、相互に連携するようにしました（図7）。薬剤耐性菌データを細菌検査システムから直接転送することができなかったため、フロッピーディスクで受け渡ししていました。

　これらのシステムを1999年6月9日札幌で開催された第四十九回日本病院学会のテクニカルフォーラムで「既存の患者データベースを診療現場で最大限に活用する方法」という題名で発表しました（図8）。同じセッションで早くからNeXTで動く電子カルテを実現されていた大橋克洋先生のご発表があり、この時にお知り合いになることができました。われわれの電子カルテはまだオーダリングシステムとの完全な自動連携ができていなかったので、大橋先生の完成度の高いシステムをうらやましく思ったのを覚えています。この時座長を勤めて頂いたのが当時宮崎大学の医療情報部の教授をされていた吉原博幸先生（前宮崎大学医学部付属病院長）でした。吉原先生とはこの時始めてお会いしましたが、この分野の先輩としてそ

●基本編

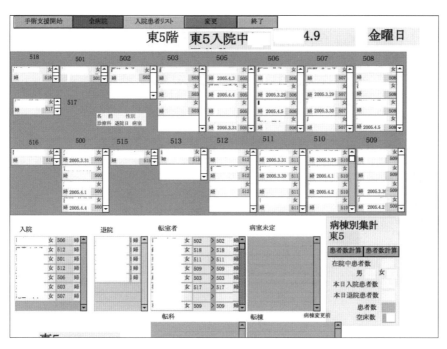

図6 病床管理システム▶1997年ごろから使用していた。体腔カテーテルを使用している患者にマークが表示され、感染予防の注意がおこなわれる。

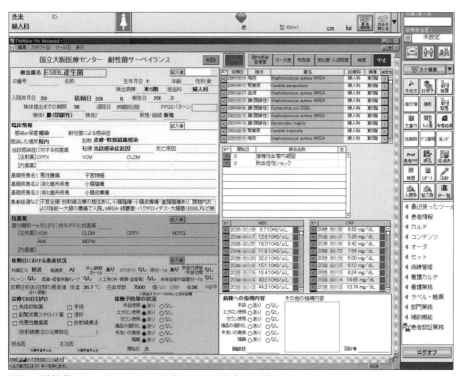

図7 耐性菌サーベイランス▶1997年ごろから現在まで使用している。

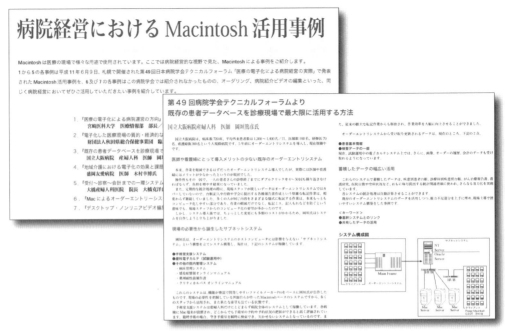

図8 病院学会での発表プログラム。吉原先生のホームページから転載
http://lob.kuhp.kyoto-u.ac.jp/yoshihara/hospital_report.pdf

の後もご指導いただいています。京大病院の医療情報部の教授になられてから、京大病院の電子カルテ導入を指揮されました。吉原先生が主導されているグループは「MMLコンソーシアム」を中心として活動しており、電子カルテ黎明期から現在まで先進的な取り組みにより電子化されたヘルスケアシステムの進むべき道を示し続けています。

3　公認電子カルテへ

　1999年、厚生省（現：厚生労働省）の通達によってついに電子カルテでの診療が許可され、日本で初めての電子カルテが島根県立中央病院で稼働しました。

　大阪医療センターでも2000年にオーダリングシステムを入れ替えることになりましたが、電子カルテは発表されたばかりで、導入しても全病院で安定稼働できるかどうかリスクが伴うことを考慮し、病院全体としてはオーダリング専用システムを導入し、一部の診療科で電子カルテを使うことになりました。当時、大阪医療センターの院長であった井上通敏先生（当時、日本医療情報学会会長）から、私が産科で運用を続けている電子カルテが面白そうなので、これで診療をできるようにしてみたらどうかというお勧めをいただき、電子カルテ部分の仕様書作成を担当しました。

●基本編

"ハイブリッド"システム

　入札の結果、富士通のシステムを導入することとなり、オーダリングシステムと電子カルテシステムのハイブリッドということに加え、電子カルテの入出力は FileMaker で行うという、国内で例がないモザイク構成のシステムが実現しました（図9〜図14）。一見、動くかどうかわからない無謀なプロジェクトに見えますが、オーダリングシステムと電子カルテのハイブリッドはうまく動かせるという技術が富士通にあり、FileMaker との連携も間違いなくスムーズに動くとのことで採用となりました。当時の井上通敏院長や臨床研究部の部長をされていた石原謙先生（現在愛媛大学の医療情報部教授）がこの分野の大家であるなど、院内の意思決定に関わる人が医療情報分野の専門家であり、なにが無謀でなにが実現可能かを判断してもらえたこと、すなわちチャレンジングな試みであってもベンダーにうまく動かせる技術的裏付けがあり、それを理解してサポートする体制が病院側にあったことが、このようなプロジェクトが実現した大きな要因だと思います。富士通側でプロジェクトリーダーを務めたのは、以前、患者基本情報データベースを作ってくれた T さんで、FileMaker との連携部分を作ったのは島根県の株式会社テクノプロジェクトの T さんでした。お二人とも凄腕 SE で、一緒に仕事をさせていただくのは非常に楽しいものでした。大きなプロジェクトというと組織で対応すると考えがちですが、すべての仕事には個人の個性やアイデアが活かされるもので、むしろ属人的な長所が表に出てきた時に良い仕事ができると実感しました。

　富士通の M さんというこれまたスーパー SE の方が短期間に FileMaker をマスターして、産科カルテを参考にしながら、循環器科の電子カルテを作成し、私が画面を作成した産科カルテとともに運用を開始しました（図15〜図17）。同じ仕組みで動くにもかかわらず画面は一見まったく異なったものとなりました。いわば進化の初期の段階で多様性が生ずるのは面白いことでした。このような仕組みを「カード型電子カルテ」と呼ぶことにしました。

　循環器内科の電子カルテには、その後、心臓カテーテル検査の結果や PCI レポート、心臓リハビリテーションの記録など、さまざまなレイアウトが追加されています。

4　大阪医療センター方式の電子カルテの仕組み

　FileMaker で作成した患者診療情報のデータベースの一部あるいは全部を必要に応じて電子カルテに転送する方式はいくつかの病院で使用されています。この方法で一番問題になると考えられるのは、FileMaker データベースが持っている情報と、電子カルテサーバに保存された情報が必ずしも一致しない可能性があるということです。

　これを解決するために、電子カルテに保存された情報を端末上で FileMaker クライアントに渡して展開するというのが、われわれの電子カルテの特色です（図18）。すなわち、電子カルテの運用では FileMaker Server を使用せず、FileMaker 単体と富士通の電子カルテクライアントが連携して動作します。この仕組みであれば、電子カルテの情報は必ず一本化されるので、カルテの真正性という点では非常に確実な方法です。大阪医療センターの電子カルテの仕組みの詳細については別のパートで述べます。

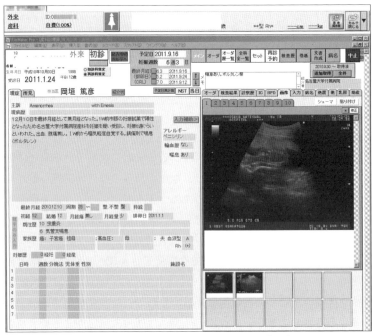

図9 産科初診カルテ▶左は問診部分、右は画像、シェーマ表示部分

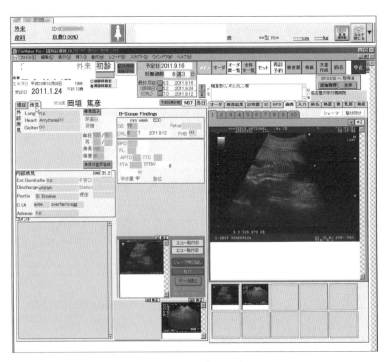

図10 産科初診カルテ▶左は所見部分。タブで切り替える。

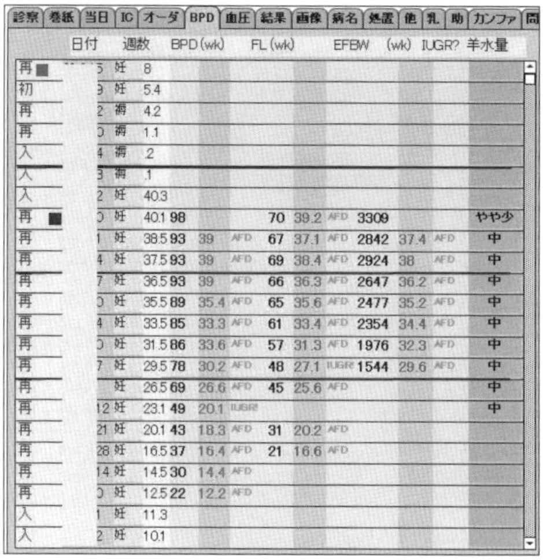

●基本編

図11　産科胎児発育の時系列表示

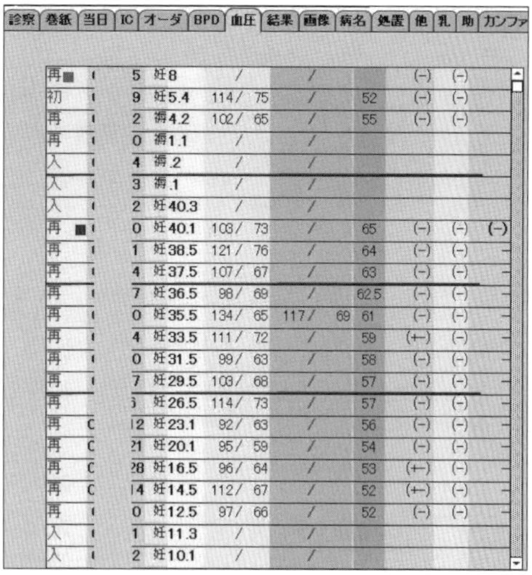

図12　産科　血圧、体重、尿検査の変化の時系列表示

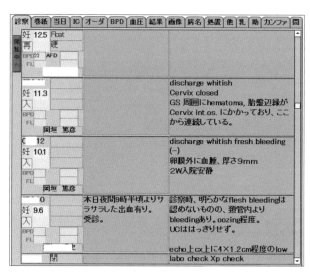

図13　産科▶所見記載の時系列変化

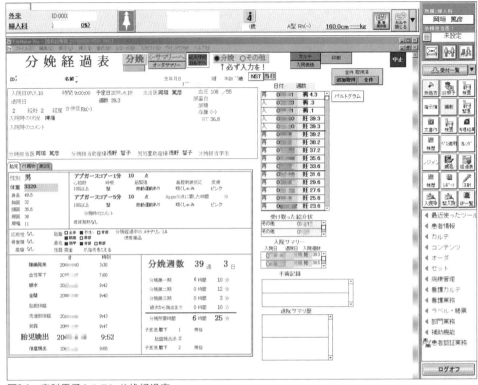

図14　産科電子カルテ▶分娩経過表

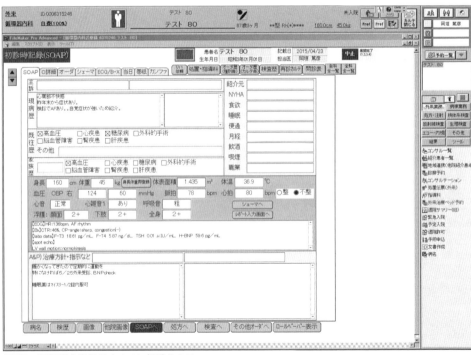

図15　循環器内科電子カルテ▶初診カルテ

●基本編

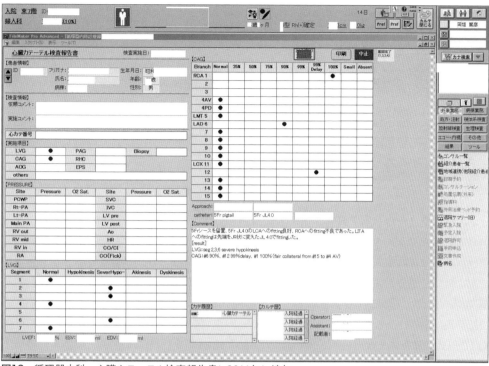

図16　循環器内科　心臓カテーテル検査報告書▶2011年に追加

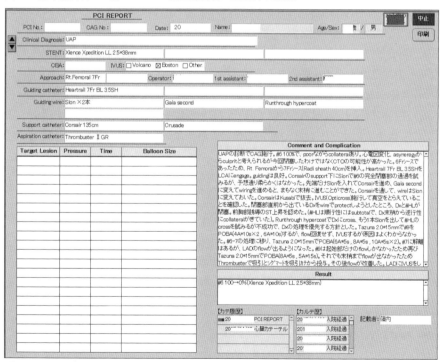

図17　循環器内科PCIレポート▶2011年に追加

23

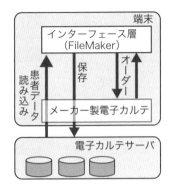

図18　大阪医療センターの電子カルテの仕組み
患者データは端末上で基幹システム（富士通EGMainGX）からファイルメーカークライアントに転送される。記載、オーダ入力等が終了するとカルテ保存を行い、電子カルテサーバーにデータが保存され、端末のファイルメーカークライアントからはデータが削除される。

汎用的なフィールド名で構成

　FileMakerのデータベースはText01、Text02‥などの汎用的なフィールド名で構成し、診療科ごとに異なる入力項目がどの汎用フィールドに対応するかの情報を記載したテーブルを別に持つ仕組みとすることで、このテーブルがFileMakerのフラットなフィールド名と機関データベースのこれもフラットな構造の仲介を行います（58頁参照）。その結果として診療科に最適化したフィールド名を基幹データベースのフラットなカラムにタグをつけてXML形式で保存する仕組み（図19～図20）は平成14年5月10日の公開で特許を取得しています[3]。このテーブルと診療科特有の表示レイアウトを組み合わせることにより、汎用の仕組みを組み合わせただけで診療業務毎の細かなニーズに対応した電子カルテを実現しています。これについては後でもう一度詳しく書きます。

　産科の外来、循環器科の外来で安定稼働している仕組みをベースに、2001年に総合内科でもFileMakerの電子カルテを稼働しました。

　総合内科は比較的シンプルなレイアウトですが、初診カルテは細かな項目に分かれています。デザインは産科の電子カルテによく似ており、左半分にその日のカルテ記載を行い、右半分をタブで切り替えて、オーダ内容や検査結果、これまでの記載の時系列表示、病名、処置請求等を表示します（図21～図25）。

　その後はとくに大きな問題も発生せず、次の病院情報システムのリプレースまで使い続けることができました[4][5]。

　2006年にそれまで使っていたシステムを新しい電子カルテシステムに入れ替えることとなり、ベンダーも入札で決定することになりました。この機会に産科、総合内科、循環器科で使っていたFileMakerで入力する電子カルテを全診療科に拡げることとなりました。入札にはIBMと富士通が参加し、NECは最終段階で辞退してしまいましたが、公正な競争

---

[3]　発明の名称　医療情報システム　特開2002-132935（P2002-132935A）特願2000-330196（P2000-330196）
[4]　井上通敏、楠岡英雄、是恒之宏、東堂龍平、岡垣篤彦、秋山昌範（国立国際医療セ　情報システム部）、武田裕（大阪大医病院　医療情報部）、松村泰志（大阪大医病院　医療情報部）、石川澄（広島大病院　医療情報部）：高度総合診療施設における電子カルテの実用化と評価に関する研究　平成13-15年度。高度総合診療施設における電子カルテの実用化と評価に関する研究　平成13-15年度総括研究報告書　頁:77P　2004
[5]　岡垣篤彦：電子カルテが目指すもの　-大阪医療センターのシステムについて-.　医療第59巻第5号　p 262-270、平成17年5月20日発行　岡垣篤彦、東堂龍平、是恒之宏、楠岡英雄　：電子カルテ評価基準に関する一考察,医療情報学　第24巻第4号、p 427-437、2004

●基本編

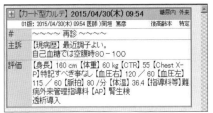

図19　FileMakerで記載された項目はベンダー基幹システムの電子カルテ上ではタグが付けられて表示される。

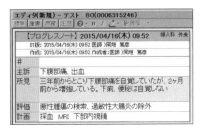

図20　通常のカルテの記載。

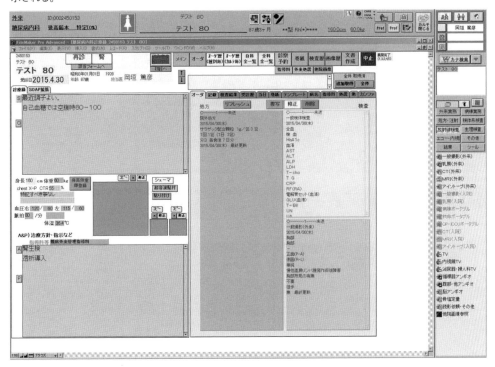

図21　総合内科（糖尿病用）再診カルテ▶右半分の表示を切り替えることができる

となったことで導入費用は当時平均的な電子カルテ導入費用を大きく下回りました。この時の入札ではIBMもFileMakerで入出力できる電子カルテが稼働するサンプルのシステムを作成してデモを行いましたので、2社ほぼ同条件の入札となったと思われます。病院が指定した必須項目は両社ともクリアし、価格と技術点の総合判定で富士通が採用されました。この時IBMでFileMakerとの接続を実現したのは業界では有名なスーパーSEのKさんであったとのことをずっと後に知りました。ベンダー各社に個人の能力や個性を発揮してプロジェクトを牽引する突出した技術者の方がいるのがわかります。

　2011年には再び病院情報システムのリプレースが有り、入札で富士通と決定しましたが、オーダ部分に大きな変更があったにもかかわらずFileMaker部分はレイアウトに余り大き

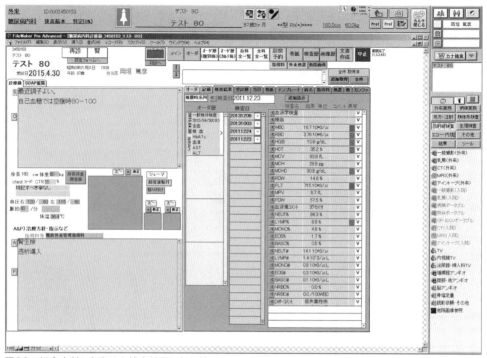

図22　総合内科▶右半分を検査結果に切り替え

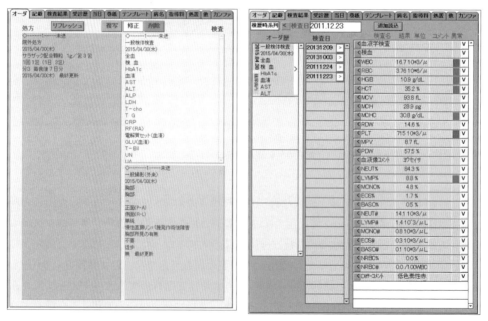

図23　カルテ画面の右半分の拡大▶左はオーダ内容、右は検査結果に切り替えたところ

●基本編

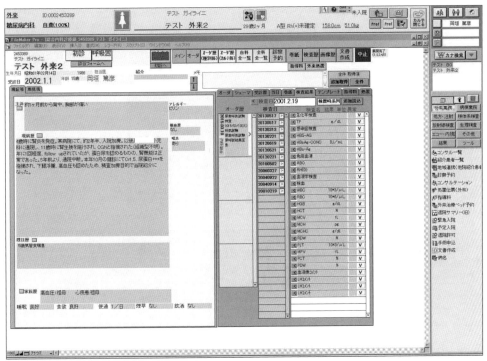

図24　内科初診カルテ▶左半分は問診内容

な変更を行わずそのまま使用を継続しました。このため電子カルテがリプレースされたことによる大きな混乱もなくスムーズな切り替えが可能となりました。経過が極端に長いカルテではFileMakerへの転送に時間がかかるため、入院で1か月、外来で半年の絞り込みを行っていたのですが、このときのリプレースで初診カルテや手術記録、サマリー等はすべて読み込むなどの抽出条件の見直しや、後に述べる眼科などの、部門システムとの連携の強化等を行いました。

5　FileMakerをユーザーインターフェースに使用する電子カルテ

1)　FileMakerがハブとなり周辺システムをコントロール

　病院情報システムをベンダー1社で構築するのは難しく、いくつかの会社の製品を導入して「部門システム」と呼ばれる専門分野を受け持つ仕組みを構成しています。これらの部門システムを電子カルテとうまく連携させるのは簡単にはいきません。そのとき閲覧している電子カルテと同じ日付の部門システムのデータをワンクリックで開くと使いやすのですが、多くの場合は部門システムのデータを閲覧するソフトウエアをまず立ち上げた上で、見たい日付のデータを検索する作業が必要となります。FileMakerには非常に容易に部門システムの呼び出しプログラムを組み込めますので、FileMakerが中心となってこれらの部門シス

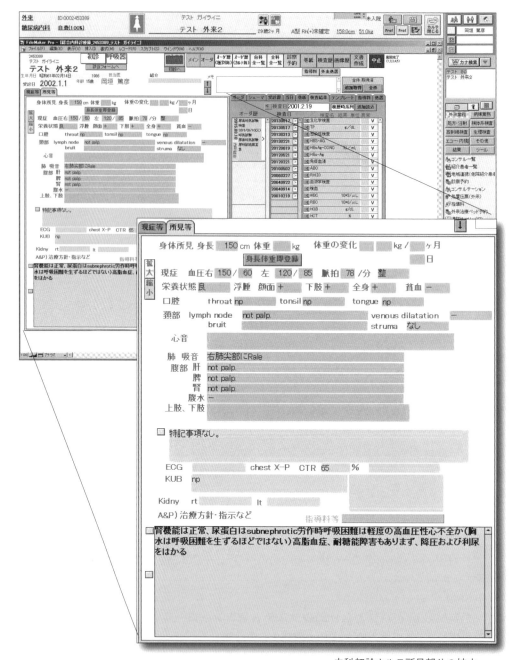

内科初診カルテ所見部分の拡大

図25　内科初診カルテ▶左半分は所見に切り替えている。

●基本編

テムをコントロールすることができます。大阪医療センターの産科の電子カルテではトーイツ社の分娩監視システムを呼び出す機会が多いのですが、このシステムはWebの仕組みで閲覧ソフトを提供しており、FileMakerのスクリプトで患者IDと日付を含んだURLを合成して呼び出しています。眼科ではT社の画像管理システムと接続されています。同じような仕組みはWebブラウザを使って閲覧する部門システムにはすべて使うことができます。部門システムとしてはPACS、心電図や内視鏡などの結果を扱うシステム、病理検査のシステムなどがあります。このように、基幹ベンダーの病院情報システムから患者のIDや日付、開きたい書類の種別などをキーとして別の仕組みを呼び出す部分をFileMakerのスクリプトで制御することにより、目的の書類を素早く立ち上げたり、さらにFileMakerの特定のフィールドに部門システムのWebで表示されている内容を転送することが可能となります（図26）。

2） 問診表

患者さんが病院にはじめて来た時には、問診表という紙の書類に記載を行います。

問診表に記載する項目としては、なぜ病院に来たか、あるいは体の調子が悪いところはなにか、過去にどんな病気をしたことがあるか、血のつながった家族はどんな病気をしたことがあるか、喫煙や飲酒の状況は、等々があります。

診察に先んじてこのような書類を作るのは、医師に質問されてもとっさに正しい答えを返すことができないとか、口頭だけのやり取りでは間違いが起こること、他人に聞かれたくないプライベートな内容も記述ならできることなどが理由です。外来では医師がこの問診表をみながら、患者さんと対話して確かめ、カルテに記載していきますが、手間がかかり転記の際に間違いが生じることもあります。最近、この問診表をiPad等のタブレット型端末で行う病院が出てきています。患者さんにとっては紙の問診表よりさらにプライバシーが守れることや紙よりも手軽に入力できるというメリットもあります。大阪医療センターでは産科で電子問診票を使っています（図27）。

このようにiPadに入力されたデータは一旦MySQLサーバーに格納され、富士通の電子カルテサーバーにサーバtoサーバーの仕組みで転送されますので（図28）、問診票を見なが

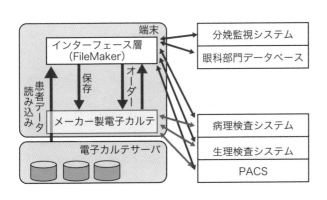

図26 FileMaker部分が部門システムをまとめるハブとして働く

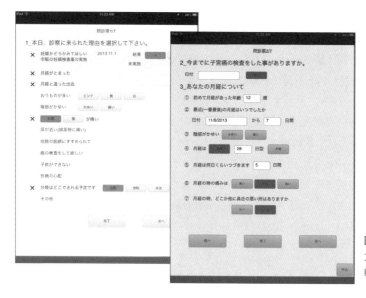

図27 産科問診表▶iPadで入力すると電子カルテサーバーに転送される。

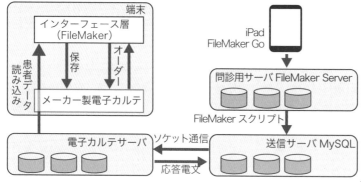

図28 電子問診票の仕組み

らすべてを手で入力する必要はありません。

技術編で詳しく述べますが、MySQL サーバーを中間に使用したのは FileMaker Server の信頼性に問題があるというわけではなく、文字化けの対策です。

転送された情報を FileMaker のカルテで開くと図29のようになります。

過去に記載した複数の問診表が存在することがあるので、対象となる問診表を選んでボタンをクリックすると問診表の内容が表示されます。過去の別の問診票と比較することもできます。この表示を行うファイルは html 形式となっています（図29）。転送ボタンをクリックすると問診表の主な内容が抽出され、カルテの本文の該当するフィールドに転送されます（図30〜図32）。

実際に運用してみると、ほとんどの患者さんは細かな使い方の説明を行わずとも容易に入力することができ、診察室では転記の手間と間違いが明らかに減っています。他の診療科に広げるかどうかも検討しましたが、お年寄りでも同じ仕組みが使えるかという問題があり、現在は産科だけの運用となっています。

●基本編

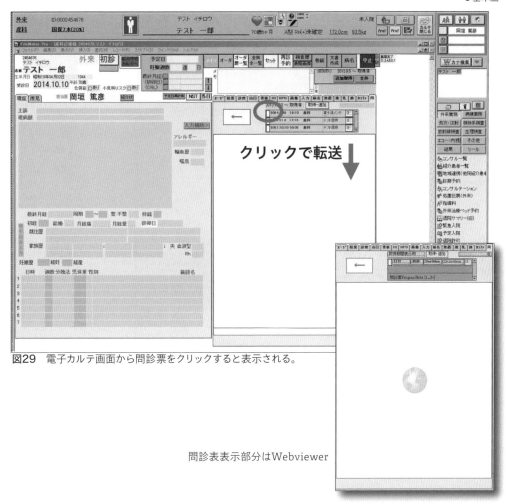

図29　電子カルテ画面から問診票をクリックすると表示される。

問診表表示部分はWebviewer

　htmlファイルで受け渡しすることにしたのは、FileMakerを使用しない場合でも電子カルテに表示できるような汎用性を持たせるためです。この仕組みはFileMakerを導入していない病院の一般の電子カルテでも使用することができます（図33、図34）。

3)　人工透析部門システムとの接続—電子カルテのデータは一元的に保存したい：
　　部門システムのタコ壺化を防ぐ
　先に述べたように、人工透析のシステムや心電図などの生理機能システム、放射線検査のシステムなどの部門システムは独自の閲覧画面を持っています。電子カルテを閲覧していて、特定の日付の部門システムのデータを見てみたいとか、検体検査の結果や病名、医事請求などと比較してみたい局面が必ずあります。現在の電子カルテの仕組みでは電子カルテで閲覧したい日付を紙にメモしてから部門システムを開き、その日付を検索して閲覧することになります。このように外から簡単には覗けない部門システムの状態のことを「タコ壺化」しているといいますが、病院情報システムが使いにくい原因の一つとなっています。これを防ぐた

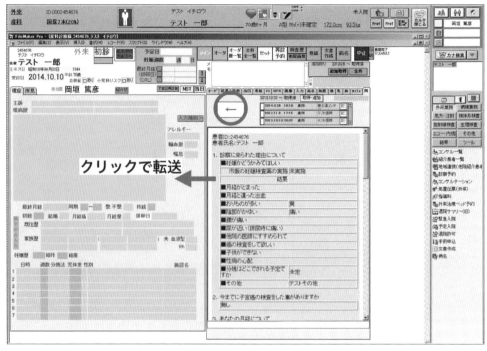

図30　問診票の情報をワンクリックで所定の記載欄へ転送する

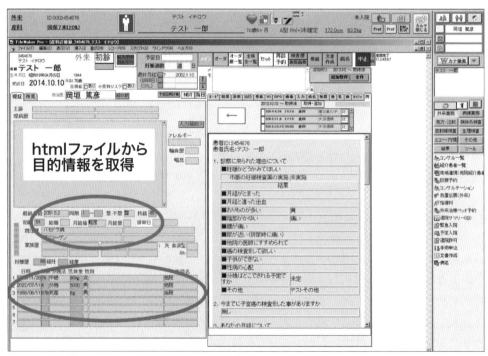

図31　問診表はhtmlファイルとして出力され、Webviewerで閲覧する

●基本編

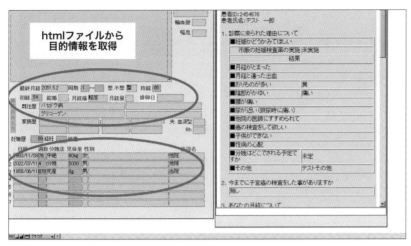

図32　問診表の内容は電子カルテの該当するフィールドに転記される

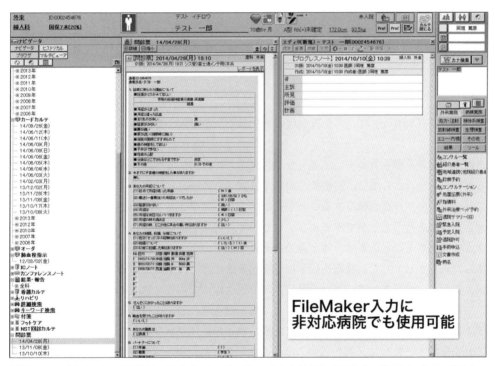

図33　ファイルメーカーの画面上ではなく、ベンダーデフォルトの仕組みであるプログレスノートの一部としても表示できる

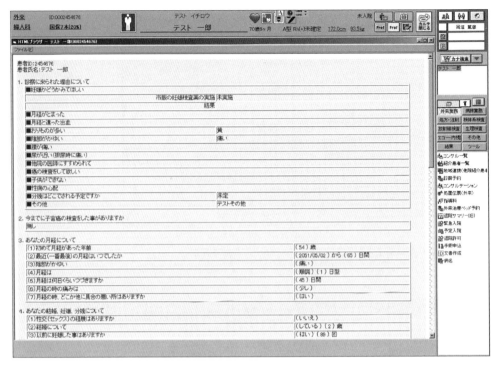

図34　Internet Explorerで問診票の内容を表示

めに、DACS、Yahgeeなどの閲覧専用の別システムを導入して閲覧を可能にしている病院もあります。

　透析の仕組みを電子カルテに接続した場合を考えてみましょう。血液透析のデータを管理する部門システムとしては、日機装と東レが二大メーカーとなっています。いずれも自社のシステムの中でデータを保存することが基本ですが、オプションの料金を支払えば基幹システムとの接続を行うことができるようになります。当院では日機装のFuture Netというシステムを導入することにより、富士通の経過表に透析のデータを転送する仕組みが可能となりました。しかし、見たい情報を探すには経過表をさかのぼる作業が必要で、あまり便利とはいえません。透析を担当している腎臓内科の先生はこのような状況で我慢していたのですが、ついに透析経過表を画像としてカルテに貼り付けること、透析経過表の重要な項目をカルテ本文に転送することの二つを実現して欲しいとの依頼がありました。

　これを解決するために、富士通側の経過表に転送されたデータをODBC検索で取得して電子カルテの本文に転送する仕組みと、経過表をjpegで出力してカルテに取り込む仕組みをFileMakerで実現しました。この仕組みを実現したことにより、カルテ記載の時間的経過を追いながら、同じ画面でその時々の透析データを閲覧することができ、患者さんの状態の変化をきちんと把握することができるようになりました（図35〜図38）。

●基本編

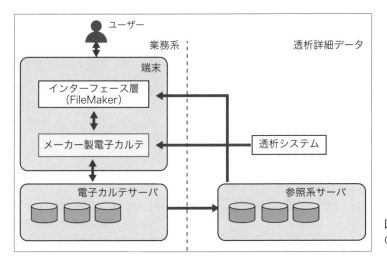

図35 透析データをODBC経由で取得する

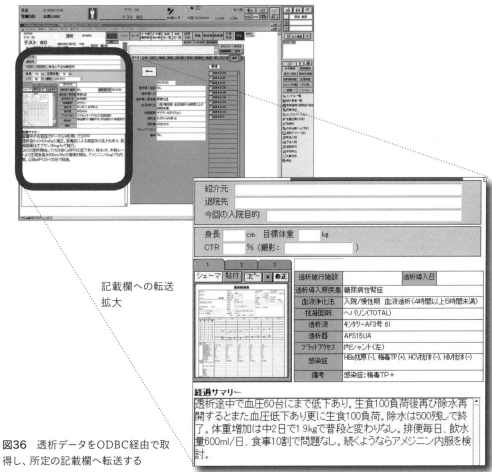

図36 透析データをODBC経由で取得し、所定の記載欄へ転送する

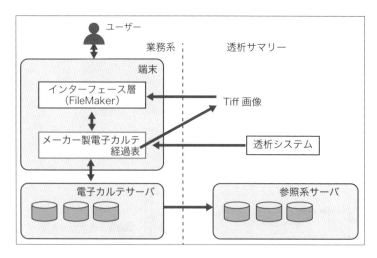

図37 透析記録をTIFFデータとして取得する

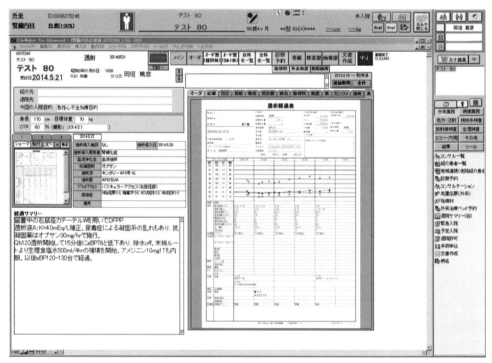

図38 カルテの右半分へ画像として貼り付けた透析経過表

●基本編

この仕組みは2014年の日本透析学会で報告しました [6]。

4） 究極の電子カルテ　眼科

　眼科は専用機器からデータを取り込み、以前の所見と比較を行なうという作業が業務の多くの部分を占め、さらに散瞳指示のように次の診察日への申し送り事項が多いなど、本来コンピュータを使った業務の効率化のメリットをもっとも享受できるはずの診療科ですが、通常の電子カルテを使用すると、業務遂行が頓挫してしまいます。そのため、経営的に余裕のある病院は眼科専用の部門システムを電子カルテの一部として導入し、そうでない病院の眼科は紙カルテで運用しているという実情があります。

　眼科学会にはいまだに「無理な電子カルテ稼働は断固拒否するように」という意味のスローガンが掲げられています [7]。同じような記載は救命救急分野にもあります。

〈臨床現場で使いにくいシステムは仕事の効率を下げ、医療事故を増加させ、致死率をも増加させる〉 [8]

〈Poorly designed health IT can create new hazards in the already complex delivery of care〉 [9]

　このように、眼科、救命救急外来、産科では本来電子化すると業務がスムーズに行くはずであるにもかかわらず、市販されている電子カルテではうまく運用ができず、電子カルテ導入病院でもやむをえず紙カルテで運用しているところもあるようです。

　2006年のシステム入れ替えでは全診療科電子カルテ化、さらに特定の会社の眼科専用電子カルテは導入しないことに、眼科の先生より強いクレームがありました。クレームの内容は、近隣の病院では眼科専用の部門システムを購入していること、学会からは電子カルテを使うなと声明がでている、ということでした。

　これに対し、大阪医療センターでは眼科の医師がこのような電子カルテを使いたいと考えるデザインや動作がおそらく実現でき、他にもアイデアさえあればなんでもできること、部門システムの電子カルテを導入した場合の問題点、すなわち電子カルテとオーダーは別々の端末で入力しなければならないこと、他科の電子カルテから眼科の電子カルテの内容が見えないなどの弊害があること、眼科部門システムが非常に高額であることを説明し、なんとか協力してもらうこととなりました。

　その後は眼科のスタッフが問題点を強くはっきりと主張され、解決されるまで粘り強く改善を指導されたため、でき上がった眼科電子カルテはほぼ眼科の医師の考えに沿ったものと

---

[6]　岡垣篤彦、伊藤孝仁、和田晃　基幹病院透析医療におけるファイルメーカー運用　日本透析医学会雑誌第47号 (Suppl.)p145 平成26年5月28日発行
[7]　「拙速な導入は眼科診療、臨床研究において危機的混乱を招きうる」「電子カルテシステムの導入にあたっては、全科共通システムのみで対処することは不可能であり、以下に述べるような条件を満たした眼科用電子カルテシステムが必須である。」http://www.nichigan.or.jp/member/guideline/ecv.jsp
[8]　井口竜太ら．米国の救急外来における電子カルテシステムと臨床診断意思決定支援システム．保険医療学 2013 Vol62 No1 88-97
[9]　FairbanksRJ, Caplan S. Health IT and Patient Safety: Building Safer Systems for Better Care. Jt Comm J Qual Saf. 2004;30:579-84

なりました。画面をデザインしてくれた眼科のスタッフのセンスも生かされ、美しくて使いやすい画面となっています（図39～図48）。眼科の先生はその後次のような学会報告をしてくれました。

〈結論：眼科専用部門システムの代わりとして，既製の総合電子カルテシステムにユーザーインターフェース層を付加することで，診療効果が低下しない使いやすい電子カルテシステムを構築できた〉*[10][11][12]*

　眼科では基幹ベンダーの電子カルテシステム以外にT社の画像データベースを導入しています。カルテを経由せずに過去の画像が呼び出せるために、症例検討には威力を発揮します。眼科の電子カルテを含む部門システムを導入するよりはかなり安価とはいえ、やはりそれなりの価格のシステムですが、このシステムが眼科のさまざまな計測機器からのデータを取得してくれるので、電子カルテと眼科の計測機器とのインターフェースをいちいち作る必要がなく、新しく発売される機器に対応するアップデートもこの部分で吸収できます。2011年のシステムリプレースでは、これらのシステムの間の情報伝達や画面遷移を工夫することで、ベンダーの電子カルテ、FileMakerのインターフェース、T社の画像保存システムをあたかも一つのシステムのように連続的に使用することができるようになり、T社のデータベースへ画像はなんでも取り込んでおいて、電子カルテへは重要な画像のみ貼り付けるという運用を実現しています。T社のデータベースにはスリットランプやOCT（Optical Coherence Tomography：光干渉断層計）をはじめとする情報を保存しており、T社のシステムがデータを取得すると同時に、特定の場所にXMLファイルを出力し、このデータをFileMakerでスタイルシートを用いてパーシングして読み込む仕組みを作成しています。T社のシステムに取り込んだ写真のURLもXMLファイルの一部として受け渡し、FileMakerの画面から1クリックで画像を表示できるような仕組みを実現しています。必要に応じて画面の表示方法を変えて記載や画像、オーダの内容をひとまとまりとしてスクロールで一覧することもできます。スクロール方式だけですべての電子カルテの閲覧を行おうとすると大きなストレスになりますが、臨床経過を概観するためには便利な表示方法なので必要に応じて切り替えています。

[10]　濱中紀子 , 中田亙 , 神野倫子 , 萩本憲子 , 斉藤喜博 , 岡垣篤彦 . 既製眼科用部門システムを使用しないカード型電子カルテの開発（その1）. 臨床眼科 . 2007; 61: 1487-91.
[11]　濱中紀子 、中田亙 、神野倫子 、萩本憲子 、斉藤喜博 、岡垣篤彦 、松原智久 (テクノプロジェクト)、荒井美奈子 (富士通)、谷口克巳 (富士通)、清水建 (富士通)：大阪医療センターにおける既製の眼科部門電子カルテシステムを使用しないカード型電子カルテの開発と現状（その1）。眼科臨床医報　巻：１０１号：9 頁 :972　20070915
[12]　濱中紀子 、中田亙 、神野倫子 、萩本憲子 、斉藤喜博 、岡垣篤彦：既製眼科用部門システムを使用しないカード型電子カルテの開発（その1）。臨床眼科 巻：61 号：8 頁 :1487-1491 20070815

●基本編

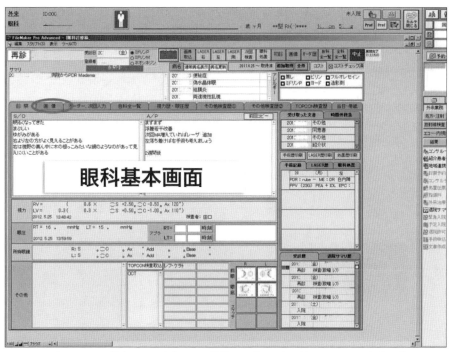

図39　眼科電子カルテ基本画面▶患者さんの状態を記載する欄が有り、その下に視力を表示する欄がある。

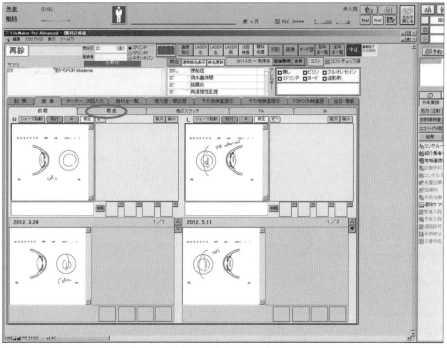

図40　スリットのスケッチ▶変化を経時的に閲覧することができる。

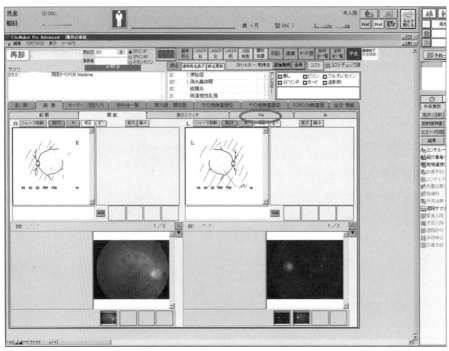

図41　眼底のスケッチと写真

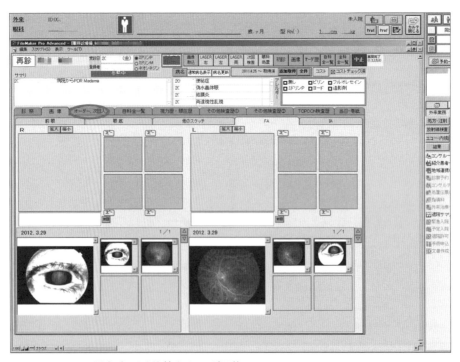

図42　いろいろな写真データを比較することが可能

●基本編

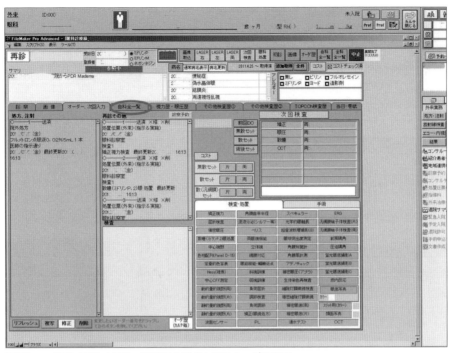

図43　処方、再診の予約、処置料の請求などのオーダを発行

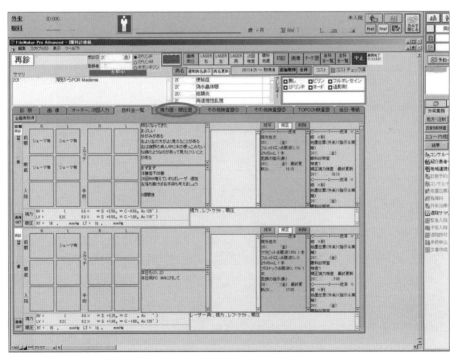

図44　各種情報を一覧

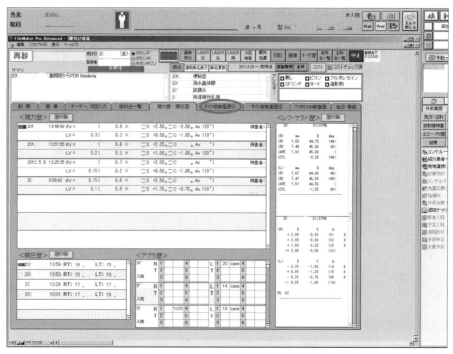

図45 視力の変化を時系列で一覧▶レフ・ケラト歴も測定機器から直接電子カルテに出力されるので、人間が入力する必要はない。

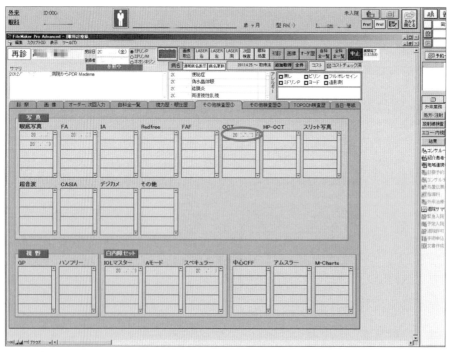

図46 各種測定機器から取り込まれた画像データが一覧できる▶目的の検査の測定日の部分をクリックすると画像が表示される。

●基本編

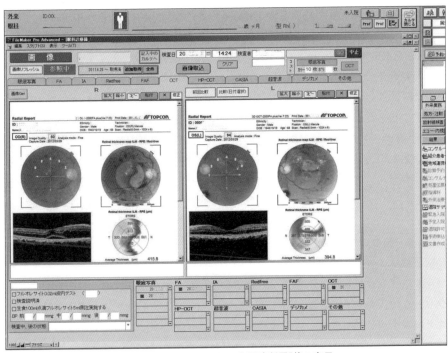

図47　OCT(Optical Coherence Tomography；光干渉断層計)の表示

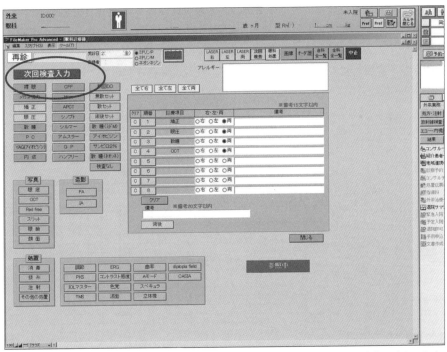

図48　眼科では散瞳などの準備が必要なので次回の検査内容をあらかじめ前の診察の時点で入力しておく必要がある。外来の視能訓練士さんがこれを見て医師の診察の前に各種検査を行う

5） 究極の電子カルテ　救命救急ER（Emergency Rescue）の電子カルテ

別項で述べる「災害掲示板（87頁参照）」を使ってみた救命救急部の上尾光弘先生より、「こういう仕組みをER外来に応用して、ER外来用の電子経過記録が作れませんかね？」というお話をいただきました。

ER外来では医師は処置に忙しく記録を行う時間がないため、記録専門の看護師が1名、患者さんの状態や行った処置、使用した薬剤等について手書きの記録を行っていますが（図49、図50）、手書きでも処置や状態変化の速度に追いつけず記載漏れが起こること、手書きだとあとで読めないことがあるといった問題が生じてました。さらに、手書きの使用済み薬剤リストを見ながら、薬剤や処置の医事請求を行うために、医事課職員が入力作業を行うのが大変でした。

ERでのツイッター形式のデータ入力

災害掲示板ではツイッターやフェイスブックのように記述の新しいものをどんどん上に積み重ねて表示するインターフェースを作っているのですが、さらに記述のうちの定型的なものをワンクリックで入力することによって入力を高速化し、入力した記述の裏側で薬剤請求や処置料のオーダも自動的に作成してしまうというアイデアです。これまでの問題を一気に解決できるかもしれないということで、上尾先生と救命救急のベテラン看護師さんが約半年をかけて入力インターフェースを作り込みました。

医師が次々と救命処置を行う横で専任の看護師が記録を行います（図51、図52）。

記録には処置オーダが紐付いており、「処置一括発行」ボタンをクリックするとオーダが作成されます（図53）。カルテを保存するタイミングで処置料の請求オーダが発行されます。使用した薬剤のオーダ発行はこの時点では行われず、記録は保存されます。

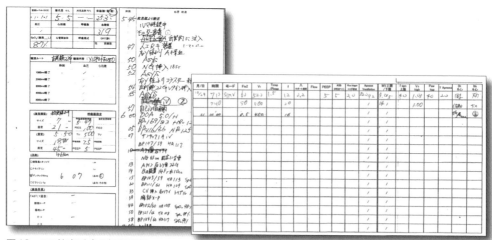

図49　ER外来手書き経過記録

図50　ER外来手書き人工呼吸器セッティング

●基本編

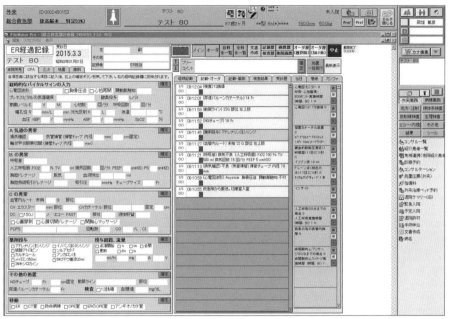

図51　ER経過表　左のテンプレートをクリックすると右の処置記載欄に入力される。

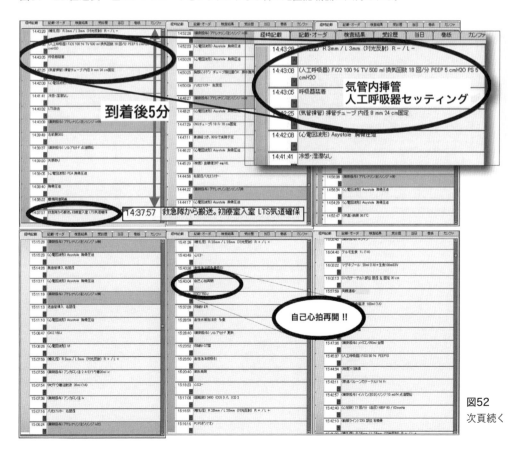

図52
次頁続く

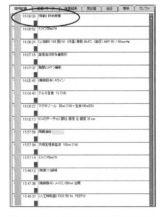

図52　（続き）ER経過表への入力
到着後短時間に行われる処置を記録、気管内挿管、人工呼吸器セットなどを経過し、自己心拍再開、全身状態安定、病棟への搬送までを記録可能

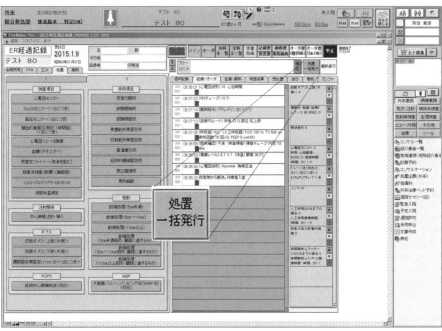

図53　「処置一括発行」ボタンをクリックしてオーダーを作成

●基本編

ER経過表を参照したカルテへの記載

　患者さんに対する診療行為が一段落すると、医師がカルテの記録を開始します（図54）。医師の記録するカルテの画面の中にさきほど看護師が記載したER経過記録を表示し（図55）、これを見ながら記載を行なうことができます。ER経過表で入力された薬剤の使用記録は医師が記載するカルテにコピーされており、これらの薬剤をワンクリックで処方箋に展開、不足分を追加しカルテを保存すると医師権限で使用済薬剤がオーダされます（図56）。

　このようにして記載したERカルテは参照系で閲覧、検索、ソートなどを行なうことができ、紙の記録と違って統計も容易にとれるようになります。この参照系を用いて過去1年間のER処置を分析してみました。処置の入力間隔は1分以内が多く、10秒〜20秒間隔の入力が一番多いとの結果となりました（図57、図58）。図59は心肺停止で搬送された患者さんの自己心拍再開までの時間を分析したものです。電子化したことによりこのような分析も容易に行うことができます。図60は処置内容の割合を示します。処置をワンクリックで高速に入力することにより、フリー入力も行える時間の余裕ができていることがわかります。

　フリー入力をどこまでテンプレート化できるかというのは難しい問題で、テンプレートを増やしすぎると選択に迷うことになり、いかにテンプレートの選択肢を減らしつつ高速入力を行うかのチューニングが、使いやすい入力インターフェースを作る上での鍵となります。半年をかけて実際の診療現場で使いながらこのチューニングを行った甲斐があってフリーテキストが混在しても高速に入力ができていることがわかります。

　ER初診カルテには全国共通の「入院時チェック表」という記載フォーマットがついており、どのような理由で患者さんが搬送されてきたかがわかるようになっています。後に述べる参照系で統計処理をおこなうことで、どのような状態の患者さんが何名搬送されているかがわかります（図61）。

　ER経過表については日経デジタルヘルスに取材いただき、分かりやすい記事にしていただきました [13]。

　ER経過表を使用した1年間のデータを分析し、学会で報告を行ないました [14]。上記データーは学会報告よりの抜粋となります。

---

[13] 日経デジタルヘルス　国立大阪医療センター、救急治療を数秒間隔で記録できるER経過記録システムを開発 http://techon.nikkeibp.co.jp/article/FEATURE/20150313/408981/?ST=ndh
[14] 岡垣篤彦, 上尾光弘, 定光大海. 救命救急外来用電子カルテ1年間の運用状況の分析. 医療情報学. 2015; 35: 219-27.

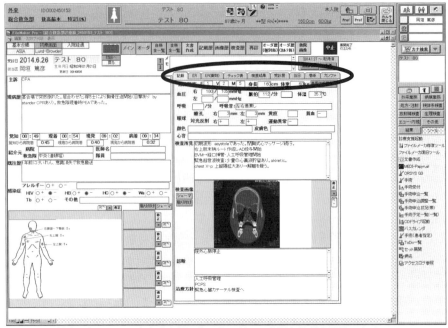

図54　ER外来医師カルテ　右半分を「タブ」で切り替えて必要な情報を閲覧できる。

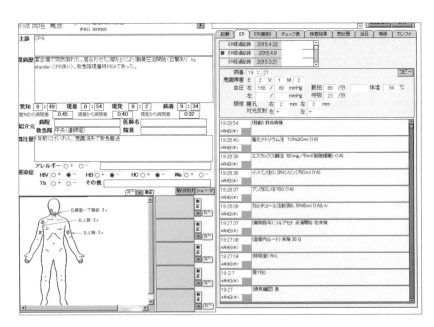

図55　医師カルテにもER経過記録が表示される

●基本編

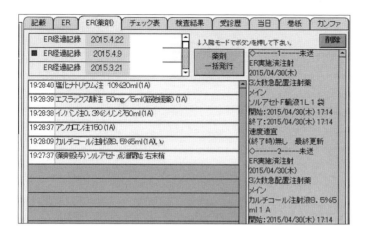

図56　ER経過記録の薬剤を表示し、「薬剤一括発行」をクリックしてオーダとして展開する

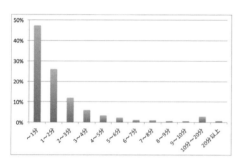

図57　処置の入力間隔

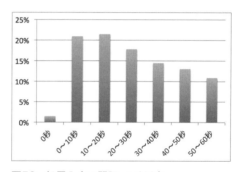

図58　処置入力の間隔　1分以内

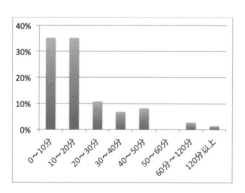

図59　心肺停止状態で搬送された患者の心拍再開までの時間

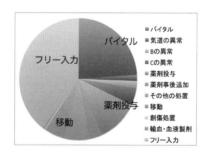

図60　ER経過記録に記載された診療行為の割合

49

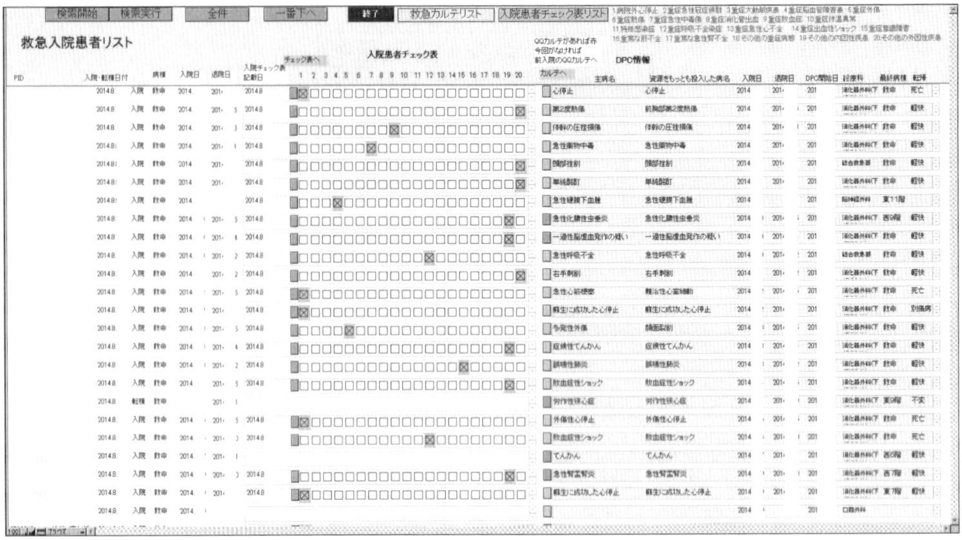

図61 ERカルテ参照系　国内共通フォーマットの「入院時チェック表」で搬送患者の疾病統計を行える。右にDPC病名を表示。不幸にしてそのまま死亡された場合はDPC算定にはならない。

6)　抗癌剤の表示 - オーダとの連携 -

　抗癌剤の使用歴を分かりやすく表示して以後の抗癌剤治療のプランを立てる場合や、投与当日の投与前に検査結果を確認して治療を行う許可を出すのか、用量を変更するのか、中止するのかを決めるためには注射オーダの履歴、カルテの記載、検査結果を分かりやすく表示する必要があります。これをうまく扱える大手ベンダーの電子カルテはこれまでありませんでした。大阪医療センターでも注射オーダの仕組みにカスタマイズを行うことによって抗癌剤施行前にチェックを入れる形での安全確認はできるようになりましたが、依然としてこれまでの治療を見渡して今後の治療を決めるような操作を行うことができませんでした。そこで、FileMaker で作成したのが**図62**、**図63** です。

7)　成長曲線

　小児科のカルテでは成長曲線をグラフ化して欲しいとの要望がありました。現在ではFileMaker にも純正のグラフ機能がありますが、以前のバージョンではプラグインを使うのが一般的でした。大阪医療センターでは xmChart というプラグインを使用しています。美しくて見やすい画面で小児の成長を評価することができます（**図64**、**図65**）。

●基本編

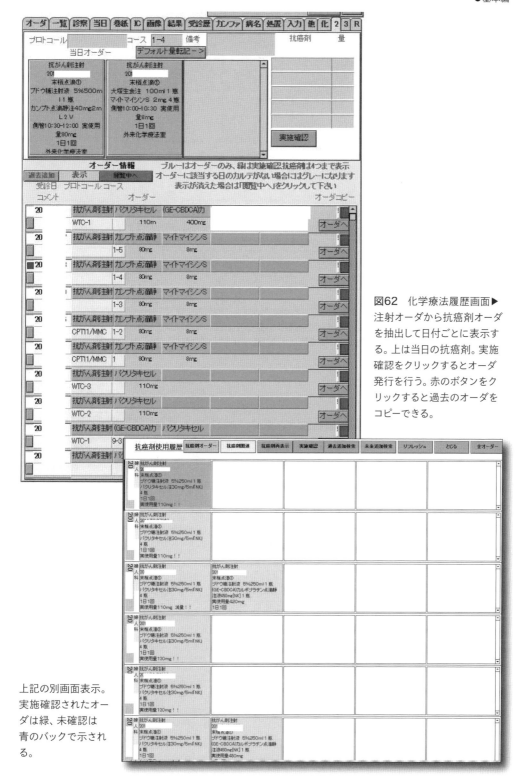

図62 化学療法履歴画面▶
注射オーダから抗癌剤オーダを抽出して日付ごとに表示する。上は当日の抗癌剤。実施確認をクリックするとオーダ発行を行う。赤のボタンをクリックすると過去のオーダをコピーできる。

上記の別画面表示。実施確認されたオーダは緑、未確認は青のバックで示される。

51

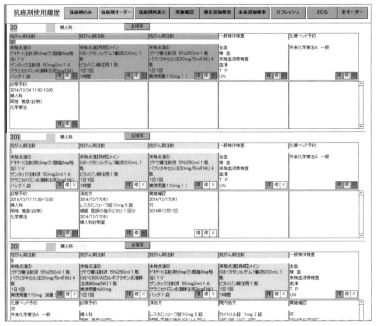

図63　抗癌剤以外の注射オーダも合わせて表示する。抗癌剤が入力されている日付のオーダのみ抽出して表示する。

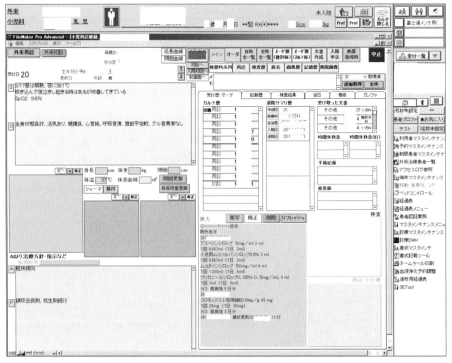

図64　小児科カルテ基本画面

●基本編

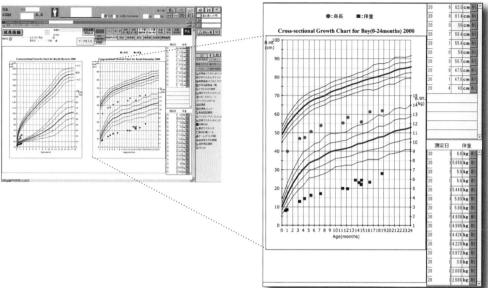

図65 小児成長曲線 左に18歳まで、右に2歳までの成長がプロットされる

成長曲線拡大 測定日から年齢を自動計算してグラフにプロットする

6 FileMaker カルテの評価、診療の質の向上

　電子カルテを導入してメリットがあったかどうかという評価は、学会などでたくさん発表されていますが、ほとんどはユーザーにアンケートをとったもので、結論は入力に手間がかかるけれど紙カルテには戻れないというものが多いようです。アンケート調査は質問項目を作成した段階で答えが誘導されてしまう場合もあるため、果たしてどのくらい客観性があるのかをさらに評価するのは難しいことです。アンケートではハッピーな運用ができていることになっている病院で、実際に働いているスタッフに話を聞いてみると大きな我慢を強いられてシステムを使っているというケースもあるようです。そのため、自分のところで電子カルテを導入して業務が便利になったか、業務の質が上がったかを評価するためにはより客観的な結果が得られるような調査が必要だと考えていました。これについての研究は「記載インターフェースの改良による電子カルテの記載の質と診療内容の質の変化」[15]というタイトルで論文報告していますが、以下に研究の内容を要約します。

　時間外に受診した患者さんは1年目と2年目の臨床研修医が一人ずつペアとなって担当し、必要に応じて上級専門医の診療を依頼します。2006年4月に電子カルテが稼働した後1年間、受診目的が明らかに特定の診療科と判断できる場合は該当診療科のカード型電子カルテで運用し、それ以外の場合は冒頭に示したようなベンダー製電子カルテのデフォルトのロールペーパー方式のプログレスノートに記入するという運用でした。しかし、研修医や指導医の要望で新たに専用のレイアウトを作成し、2007年5月から全例、図66のような FileMaker で作成したカード型電子カルテを使用しています。当時の研修医が指導医と話しあって記載欄として採用する項目を選び出し、他の診療科のレイアウトを参考にして研修医が主体となって時間外外来専用のレイアウトをデザインしました。このレイアウトでは、「主訴」、「現病歴」、「既往歴・家族歴・生活歴」、「身体所見」、「検査所見」、「評価」、「計画」、「説明・告知」の8個の記載欄にわけて記載するようになっています。身体所見欄には、循環器疾患や脳血管疾患など、緊急を要する疾患については所見の取り漏らしを防ぐためのテンプレートが起動するなどのアイデアが盛り込まれています。それぞれの記載欄の配置や大きさ、フォントの字体や大きさ、色使いなど細かな部分まで実際の使用効率を優先してデザインされており、当日の記載の見やすさの他にも、これまで受診歴がある患者の病歴を把握しやすいような配慮も行なわれています。カルテの方式による違いを章末にまとめました（107 頁参照）

　2006年の電子カルテ導入後2008年までの間に、臨床研修制度には大きな変更が行なわれておらず、当院のマッチング試験の成績でも年ごとに大きな差は見られなかったことから、臨床研修医の診療レベルには大きな差はないものと考えて以下の分析を行ないました。すべての分析は患者情報を匿名化した上で行ないました。

　記載文字数の比較（図67）、主訴、現病歴、既往歴、身体所見、検査所見、評価、計画、

---

[15] 岡垣篤彦、是恒之宏、中島伸、和田晃、楠岡英雄：記載インターフェースの改良による電子カルテの記載の質と診療内容の質の変化：医療情報学　Vol31 2011 No.1　37-48

●基本編

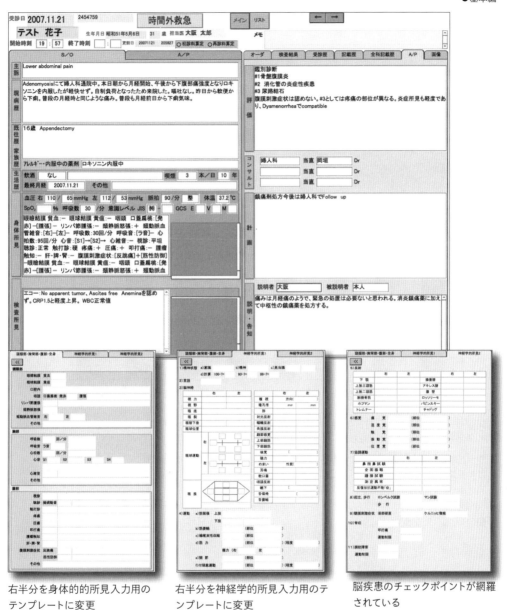

図66　FileMakerで作られた時間外外来のカルテ

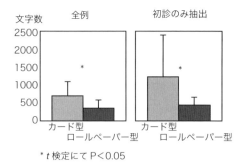

図67 カード型電子カルテとロールペーパー式電子カルテの記載と文字数の比較

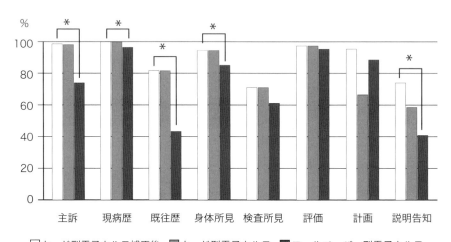

カード型電子カルテ補正後： 記載内容が存在すれば正しい記載欄に記載されていなくても可
カード型電子カルテ： 正しい記載欄に記載されている場合のみ可
ロールペーパー型電子カルテ：平文のなかに該当する内容があれば可

図68 項目別記載数

説明の主要項目の記載が行われているかどうかの記載率調査（図68）、さらに、臨床経験20年以上で臨床研修医や専修医の指導を行なっている医師3名（カード型カルテの開発には直接携わっていない）により、これらのカルテで推測できる診療行為の質に対する評価を、「所見」、「思考過程」、「最終診断」、「治療内容」に分けて ABCD の4段階評価を行ないました。結果は明らかで、FileMaker を使ったカード型カルテの方がすべての項目で有意差を持って上回りました（図69）。

電子カルテが導入されてから、紙カルテの時代と比べてカルテの記載の質が低下しており、診療の質も下がっているのではないかと指摘する人はいましたが、われわれの研究は電子カルテ化によって一旦低下した診療の質が、電子カルテを工夫することによって再び元に戻る、あるいは電子カルテのアシスト機能により、質が上がることを示しています。

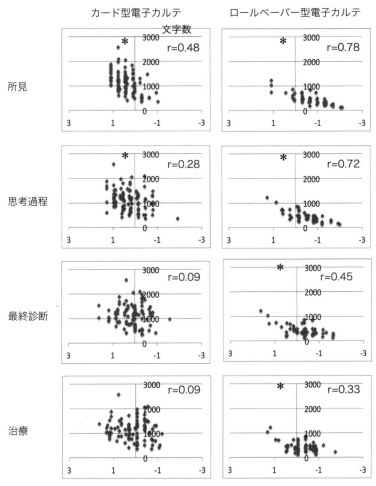

*Spearman の順位相関係数の検定で p＜0.05

横軸は指導医4名の評価を標準化した値の平均。数値が大きい(左)ほど高評価。
縦軸は文字数

図69　カルテの記載と字数と診療内容の評価

7　電子カルテの記載に必要な項目と世界規格

—大阪医療センターで作成した診療科別入力項目と世界標準の openEHR

　FileMakerで作成したフィールド名は「Text001」「Number01」「Date01」のように汎用的なフィールド名となっています。私たちは、この汎用的なフィールド名が「主訴」、「収縮期血圧」、「右眼視力」のような入力項目とどのように対応するかの一覧表を作成しています。「Text005」はほとんどの診療科で「現病歴」に対応するとか、「Date003」は「受診日」に対応するなど、診療科やカルテレイアウトをまたいで共通の項目もありますが、「Text905」は眼科再診カルテでは「右眼視力」、循環器科のPCIレポートでは「Balloon size」のように独自の項目も決められています。どの診療科のどの形式のカルテを表示するかはFileMakerのレイアウトを指定する「CardInfo」の値でコントロールされて紐づいています。たとえば循環器科では「初診」、「再診」、「PCIレポート」。「心臓カテーテル検査」、「心リハ」、「入院初回」。「入院経過」、「カンファレンス」、「計画」の9つのカルテ様式がありそれぞれ異なった入力項目が準備されています（図70）。これらの階層構造を持つ入力項目を実際に使用するカルテ

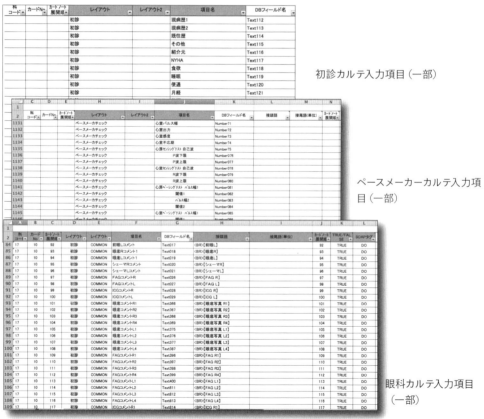

図70　汎用フィールド名を用いた循環器内科、眼科のカルテの入力項目の設定

●基本編

のレイアウト上に展開すると図71にようになります。この画面では、表示レイアウトを規定する階層構造が「産科」→「外来」→「初診」の3階層あり、さらにその下に→「問診」→「既往歴」→「罹患年齢」の3階層があって、その下に値が入るといったような具合です。現時点で、すべての診療科で、のべ6万5千個の入力項目があります。中間データベースに記述された階層化されたカルテの入力項目と、階層の浅い部分のいくつかの層をひとまとめにして切り替える役目を持つ個別化されたFileMakerのレイアウト、さらにその下の層を切り替えるタブ構造、そのベースで動く汎用の構造を持つFileMakerと、さらに堅牢なベンダー性の基幹システムを組み合わせることにより、安定したシステムでありながら臨床現場で使用する複雑なカルテ構造をすべてカバーすることができます。

どの診療科でどのような入力項目があれば診療に齟齬を来さないか、スムーズに診療が行えるかということは非常に重要な問題です。大阪医療センターで全診療科にカード型カルテを導入した2006年の時点では、眼科などの特定の診療科の専用の電子カルテを除き、全診療科でこれらを調査運用している医療機関や組織は国内には存在しませんでした。これは診療記録を電子化するためには絶対必要なものであり、本来は医療情報学会とか、それぞれの診療分野の主要学会が何年もかけて作成すべきものだと思われますが、これが作られなかったために国内の電子カルテの進歩にひずみが生じていると考えています。大阪医療センターでは2005年に入札でベンダーが確定してから導入までの半年間で各診療分野のスタッフにヒアリングを行い、この入力項目とそれを表示するレイアウトのデザインを計画的に作成しました。その後これまで10年間、臨床に使用しながら少しずつ改善を続けています。

FileMaker単体で動作する電子カルテは大阪医療センター産科で1996年ごろに作成して

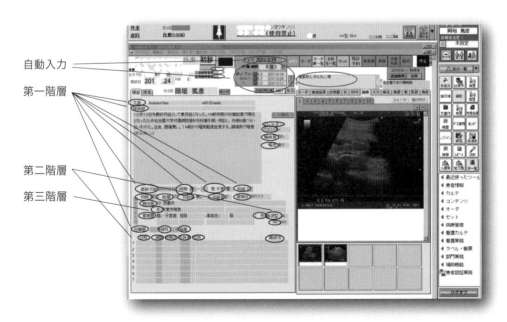

図71　カルテの階層構造

59

実用化しましたが、基幹ベンダーのデータベースと連携して複数診療科で使用するような入札仕様書が公表されたのが1999年で、実際に稼働したのは2000年4月1日でした。このような、フラットな構造のデータベースと臨床的な意味を持つ階層構造との関係を記述して仲介する情報を中間データベースとして持つ仕組みについて特許を取得しています。

　一方、ヨーロッパとオーストラリアを中心に同じような考え方で電子カルテの標準規格を作ろうという openEHR Project という動き（注2）が2000年ごろからはじまり、こちらは2009年に ISO 規格を取得しています。

　お互い相手のことはまったく知らずに独自に発展したのですが、openEHR の方はビッグプロジェクトとして運営されています。大阪医療センターの産科で使用している入力項目を openEHR のアーキタイプと比較した結果を図72に示します。驚くほど一致しているのですが、現代医学では世界共通の知識と技術で診療が行われており、カルテの記載の元になるチェックするべき所見も世界共通であるためこのような結果になったのだと思われます。産科領域では大阪医療センターの方が若干細かくて396項目、openEHR プロジェクトで197項目となっています（図73）[16]。

　われわれは実用に使用することを最優先し、他の医療機関が注目すればおのずと普及するのではないかと思っていました。われわれのシステムを見学に訪れる病院はたくさんありましたが、残念ながら国内での普及はしておらず、openEHR が紹介されるとともにその用語集を邦訳して日本版 archtype を作ろうという動きがあります。

---

[16]　岡垣篤彦、是恒之宏、楠岡英雄：診療科のニーズに基づいて高度にカスタマイズした電子カルテの記載欄およびその運用状況
　　　の分析：第31回医療情報学連合大会論文集　382-385

●基本編

図72 openEHRArchtypeと大阪医療センター産科カルテとの内容比較

カード型カルテ記載欄名	カード型カルテ選択肢	openEHR Archetype ID	openEHR Archetype detail
子宮口	整数 (cm)	openEHR-EHR-CLUSTER. exam-uterine_cervix.v1	Dilation or number of finger tips admitted
胎児位置	Floar, -3 ～＋3	openEHR-EHR-CLUSTER. exam-fetus.v1	Position relative to the ischial Spines -5.0..5.0 cm
子宮口硬度	硬、中、軟	openEHR-EHR-CLUSTER. exam-uterine_cervix.v1	Consistency of cervix Soft, firm
収縮期血圧	整数	openEHR-EHR-CLUSTER. blood_pressure.v1	Systolic
拡張期血圧	整数	openEHR-EHR-CLUSTER. blood_pressure.v1	Diastolic
胎児 BPD	整数	openEHR-EHR-CLUSTER. exam-fetus.v1	N/A(Estimated fetal weight)
胎児 FL	整数	openEHR-EHR-CLUSTER. exam-fetus.v1	N/A(Estimated fetal weight)
胎児 FTA	整数	openEHR-EHR-CLUSTER. exam-fetus.v1	N/A(Estimated fetal weight)
羊水量	多、中、少	N/A	

図73 openEHRArchtypeと大阪医療センター産科カルテとの比較

openEHR Archetype	大阪医療センター
SONOMED に準拠した定義	診療スタッフによる実践的な定義
Data、State、Protocol、Events など詳細かつ多次元的な厳密な定義	レイアウトに密着した階層化、実践的な選択肢
Archetype、Template、Patient Record の三層構造	フィールド層、レイアウト層、目的別ファイルの三層構造
ヨーロッパではすでに稼働	10 年間稼働実績あり
日本国内では着実な研究	稼働しながら微調整
日本国内では実用化されていない？	本来は学会、国の定義に従うべきだが
24 Archetypes, 197 items	初診　　　132 項目 再診　　　 44 項目 分娩記録　194 項目 手術記録　 26 項目

注2
openEHR 医療情報を標準的に記録していく方法を開発するプロジェクト。以下 HP より引用
・・・診療概念に対する論理的情報モデルを定義する方法として Archetype という論理モデルとそれを構築するデータ型である参照モデルについてについて標準化を進めています。情報工学的手法により開発された 2 段階モデリングによる Archetype は診療概念を汎用的に定義することができます。
http://openehr.jp/

8 電子カルテ参照系

1) 基本的な構造

病院情報システムが導入されると、病院のほとんどすべての業務がコンピュータを使って行われるようになります。すると、病院で行われた業務の痕跡がすべてコンピュータのデータとして保存されます。

病院情報システムのデータは、大阪医療センターのような600床〜700床規模の病院で10年間ほど運用するとおよそ1億レコードぐらいのデータが蓄積されると見込まれます。医療のビッグデータをいかにして解析するかということは最近の医療情報処理の大きなテーマとなっています。1億レコードから、望むデータを抽出するというと非常に困難なことのように思いますが、使用目的を考えてデータをあらかじめ分類するような「下準備」を行っておけばそれほど大変なことにはなりません。

このようなデータを効率良く分析するために、病院情報システムではデータの参照のみを行う専用のデータベースを、業務に使用しているデータベースとは別に構築することが多く、このようなデータベースを参照系、あるいは DWH（データウエアハウス）と呼んでいます。データの内容は病院情報システムにある情報のほとんどすべてとしている場合が多いのですが、前述のようにベンダーの導入するシステムに付属している参照システムでは、単純な検索しかできないこと、検索に時間がかかることが問題となります。検索速度の問題が生じるのは、データベース全体に検索に行くような汎用のシステムであることが原因です。特定の検索を高速に効率よく行おうとする場合は前述のように「下準備」をしてから検索するような仕組みをベンダーに特注して作ってもらうことになりますが非常に高価なものになります。われわれはこのような問題を解決するために、FileMaker Server を用いた参照系をシステムに追加することとしました *[17][18]*。FileMaker を使用するとプログラムの開発が容易で、短時間で作成することができるため、病院側の人材で検索アプリケーションを開発することができます。

カルテの保存操作を行うと、FileMaker Pro で記述されたカルテ情報が基幹システムに保存されると同時に参照系サーバーに送られます。参照系サーバーに送られるのと並行してCSV ファイル経由で FileMaker Server にも取り込まれます（図**74**）。

このようにして、FileMaker Pro のデータは一旦基幹システムのフォーマットに変換されて基幹システムのサーバーに保存され、再び FileMaker Server に元のフォーマットで復元されることになります。

このような FileMaker Server を使用した参照系を用意したことにより、横断的にデータ

---

[17] Okagaki A, Koretsune H, Todo R, Kusuoka H: Clinical Supporting System in Large-scaled General Hospital with Customized Interface Layer between Electronic Patient Record System and Filemaker Pro, 2007 IEEE/ICME International Conference on Complex Medical Engineering (CME 2007) Beijin, People's Republic of China, May, 2007

[18] 岡垣篤彦：ユーザーインターフェース層を可塑化したカード型電子カルテの使用状況調査と後利用データの業務支援系システムへのフィードバック状況。医療情報学連合大会論文集 巻:28th 頁:624-625 2008112

●基本編

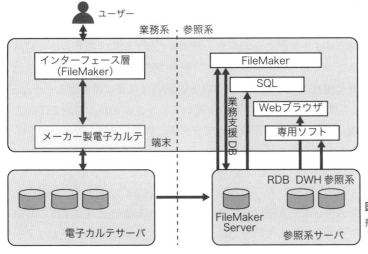

図74 大阪医療センターの病院情報システムの構造

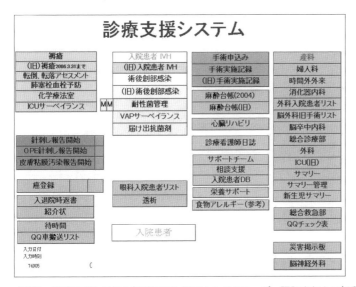

図75 診療支援システム起動画面▶電子カルテのユーザー認証を行うと起動可能となる

を検索できるとともに入力したのと同じレイアウトで閲覧することも可能となりました。この診療支援システムはいろいろな機能を持ったアプリケーション群で、一つ一つは特定の目的を持った検索を行う専用アプリケーションです（図75）。それぞれのアプリケーションは多くの人が使うものもあり、きわめてかぎられた人しか使わないものもあります。使用する人の範囲に合わせてアプリケーション一つ一つに閲覧権限を設定しています。すなわち、このアプリケーション群を使用するためには病院情報システムにログインし、ユーザー側の感覚としては一度だけIDとパスワードを入力すれば、病院情報システムもFileMaker参照系も使える「シングルサインオン」の感覚ですが、診療支援システムの一つ一つのアプリケーションには細かく権限が設定されています。

63

2） 診療台帳を電子カルテとして実装し、参照系で閲覧

　大阪医療センターでは、通常の診療録記載の他に、いわゆる台帳類を電子カルテの一般の記述と同様に入力し、このデータを前述の参照系で一覧情報として利用するという仕組みを実現しました。この仕組みでは入力したのと同じレイアウトで閲覧できるほか、一覧表示する項目やレイアウトを自在に追加変更でき、スクリプトを用いた複雑な検索ができるなど、FileMaker Pro で参照系を構築したメリットが強く現れています。表示の方法を工夫することによってデータの見通しがよくなり、書類の作成漏れや記載漏れを細かくチェックすることが出来るようになりました。このような仕組みを用いると、電子カルテに入力した記載と検査結果等のデータ、病名などを同じ画面に並べて表示することができるようになります。

　一例として、DPC 病名や病理検査結果、抗癌剤のオーダ情報などのさまざまなデータから癌登録を行うべき患者を抽出して、実際に癌登録が行われているかチェックすることが可能となりました。入力は電子カルテとして行うため、検査所見や経過などさまざまなデータを閲覧しながら記載することができますし、参照系を用いて容易に検索や統計処理を行うことができます（図76, 図77）。

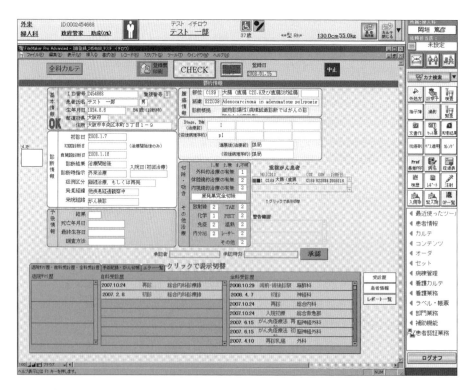

図76　癌登録入力画面▶電子カルテで入力するときの画面
2画面端末では 主画面を左、カルテ記載情報や手術情報を右側の画面に表示し、容易に入力を行うことができる。癌登録のFileMaker版は府立成人病センター（当時）の味木和喜子先生より提供をいただき、大阪医療センターの病院情報システムに接続できるような改造を行った

●基本編

3） チーム医療支援システム

　近年チーム医療を推進する必要性はさらに高まっており、医療の質の評価を行う上でも必須となっています。本来は病院情報システムがその真価を発揮すべき分野ですが、病院情報システムではクリニカルパスの機能以外にチーム医療をサポートする機能が付属していることはまれで、多くの場合、高額な専用ソフトウエアを導入しなければ対応できません。専用ソフトウエアではコストが高いこととともに、多様な診療現場の状況に完全に適応させるのは難しいという問題も生じ、チーム医療の実践のためには現場のニーズに細かく対応したシステムであることとともにコストが安いことも重要です。このような問題をFileMakerで入力するカルテを使うことで一気に解決しました。

　大阪医療センターの電子カルテでは、褥瘡リスクマネージメントや転倒転落防止、肺塞栓防止などの看護師が普段使用する台帳を電子カルテとして入力するようにしています。これらの記録は参照系でリスト表示したり、入力したのと同じレイアウトで閲覧したりすることができ、検索やソートが行えますので統計処理も簡単に実行することができます。このような仕組みは他にも心理士による癌治療支援記録や、CVカテーテル患者記録などがあります。なかでも褥瘡に関する電子カルテは、WOCナースといわれる皮膚排泄ケア専門の看護師さんによる非常に細かな作り込みが行われており、この機能をフルに使用した結果、褥瘡管理分野で他の病院と比べて突出した好成績をあげているようです（図78）。他にもさまざまなチーム医療専用アプリケーションを実装しています（図79～図88）。

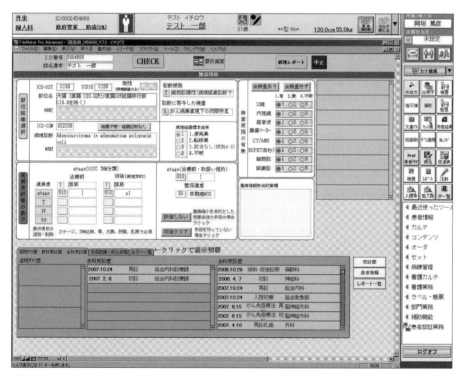

図77　癌登録腫瘍情報入力画面

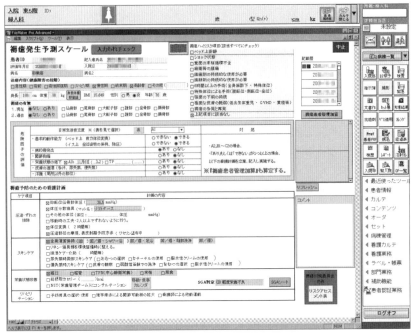

図78　褥瘡発生予測スケール入力画面

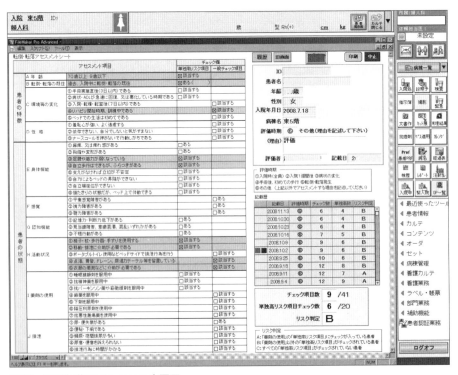

図79　転倒転落アセスメント入力画面

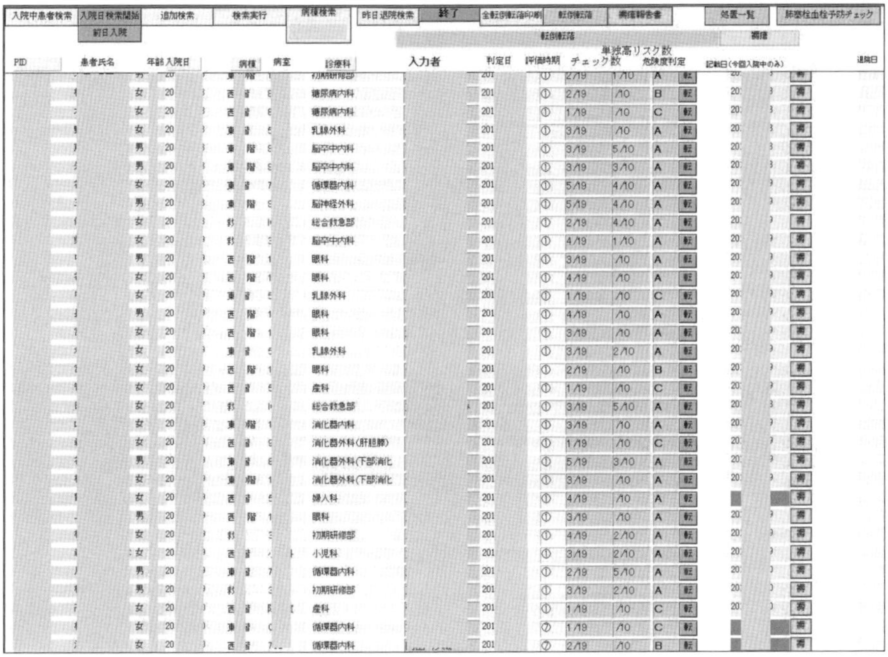

●基本編

図80　転倒転落アセスメントリスト画面

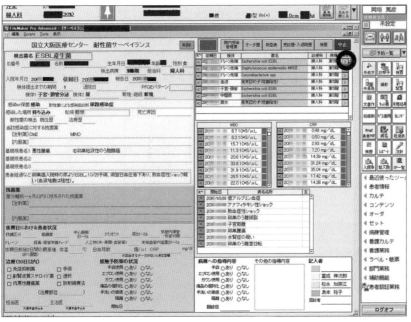

図81　耐性菌サーベイランス入力画面

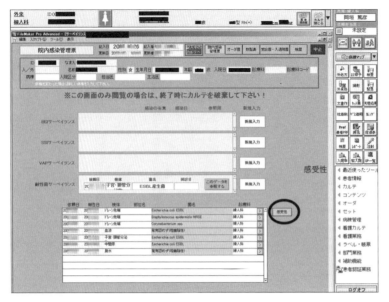

図82 耐性菌サーベイランス細菌培養結果表示画面

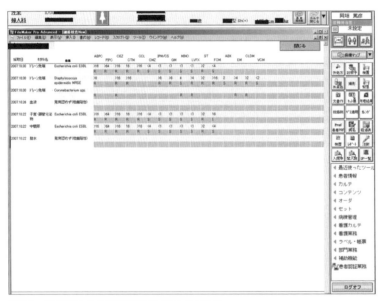

図83 耐性菌の抗生剤感受性スペクトラム表示

●基本編

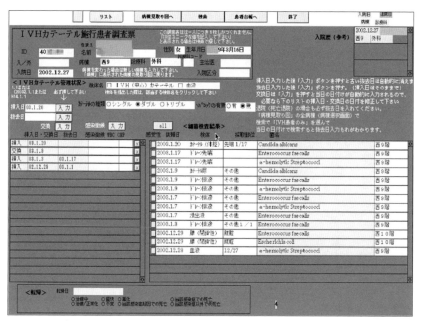

図84　BSI（血流感染）サーベイランス

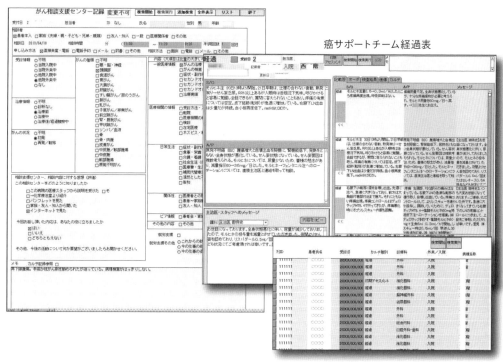

図85　癌患者サポートチーム相談記録　　　　　癌サポートチームリスト画面

（右上）癌サポートチーム経過表

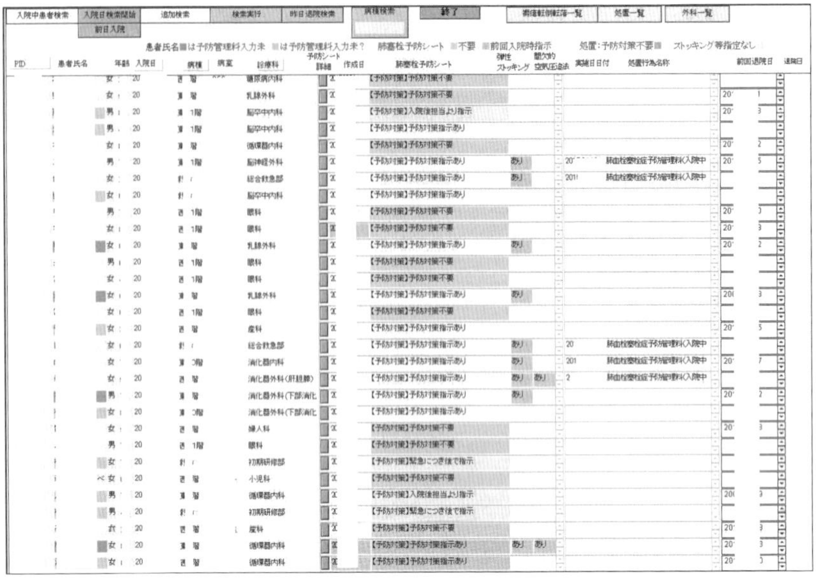

図86　肺塞栓血栓管理表リスト画面
外来で指示された通りの予防対策が行われているかどうかを色で表示する

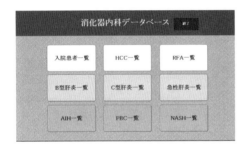

図87　消化器内科参照系データベース

●基本編

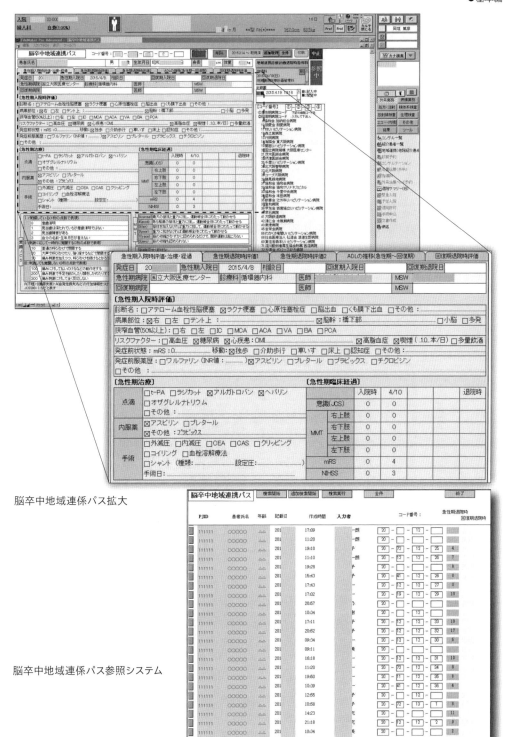

脳卒中地域連係パス拡大

脳卒中地域連携パス参照システム

図88　地域連携パス電子カルテ入力画面

4) 外来診療状況把握アプリ

　病院機能評価を受審した時に、外来待ち時間を計測して管理していることが必要であるということがわかりました。通常は病院職員が数十人動員されて、ストップウオッチを持って待ち時間の計測を行うのですが、病院情報システムからデータを取得できないかという依頼がありました。このとき作ったのが外来待ち時間表示システムです。患者さんが来院して外来受付機に診察カードを通したところから始まって、診療科の受付に到着した時間や診療が開始された時間、診療が終了した時間、会計が終了した時間などのデータを一覧で分かりやすく表示するようにしました。ストップウオッチを使った外来待ち時間調査は年に数回しかできませんが、このデータは毎日見ることができます。同じ仕組みを使って日々の外来の診療科ごと、医師ごとの患者数も一覧することが可能です。さらに救急で受診した患者さんの人数や、そのうち救急車で受診したリスト、搬送を担当した救急隊がどこかなども一覧することができます。紹介を受けた患者さんの紹介元の統計や人数も簡単に表示することができます（図89、図90）。

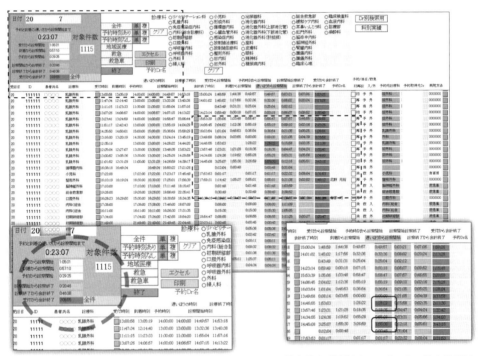

外来待ち時間拡大　左上にいろいろなフェーズの待ち時間の平均が表示される。

外来待ち時間拡大　一人一人の待ち時間は下に表示され、1時間を超えると背景を赤で表示する。

図89　外来待ち時間表示システム▶予約、病院受付、各科受付、診療開始、診療終了、会計終了などの時刻を取得し、病院全体、診療科、診察室毎の待ち時間を表示できる

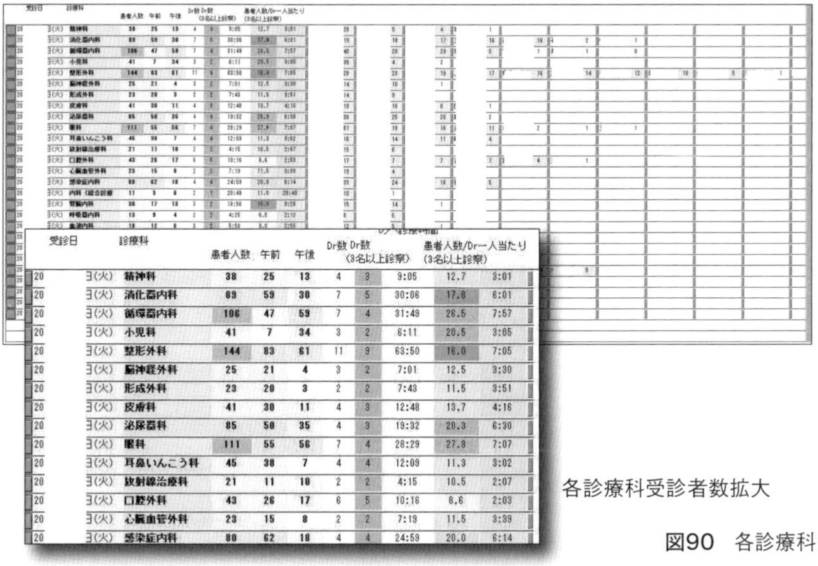

●基本編

各診療科受診者数拡大

受診日		診療科	患者人数	午前	午後	Dr数	Dr数 (3名以上診察)		患者人数/Dr一人当たり (3名以上診察)
20	3 (火)	精神科	38	25	13	4	3	9:05	12.7	3:01
20	3 (火)	消化器内科	89	59	30	7	5	30:06	17.8	6:01
20	3 (火)	循環器内科	106	47	59	7	4	31:49	26.5	7:57
20	3 (火)	小児科	41	7	34	3	2	6:11	20.5	3:05
20	3 (火)	整形外科	144	83	61	11	9	63:50	16.0	7:05
20	3 (火)	脳神経外科	25	21	4	3	2	7:01	12.5	3:30
20	3 (火)	形成外科	23	20	3	2	2	7:43	11.5	3:51
20	3 (火)	皮膚科	41	30	11	4	3	12:48	13.7	4:16
20	3 (火)	泌尿器科	85	50	35	4	3	19:32	26.3	6:30
20	3 (火)	眼科	111	55	56	4	4	28:29	27.8	7:07
20	3 (火)	耳鼻いんこう科	45	38	7	4	4	12:09	11.3	3:02
20	3 (火)	放射線治療科	21	11	10	2	2	4:15	10.5	2:07
20	3 (火)	口腔外科	43	26	17	6	5	10:16	8.6	2:03
20	3 (火)	心臓血管外科	23	15	8	2	2	7:19	11.5	3:39
20	3 (火)	感染症内科	80	62	18	4	4	24:59	20.0	6:14

図90　各診療科受診者数

5)　入院状況把握アプリ：栄養指導支援、回診支援

　入院している患者さんの栄養状態を把握するアプリケーションを作って欲しいというリクエストを NST（栄養サポートチーム）からもらいました。

　入院中の患者さんをピックアップするためには入退院や病室が変わったこと、担当の医師や看護師が変わったことなどを記録する「患者移動情報データベース」というデータベースを解析する必要があります。この情報は締め切り時間に追われた看護師さんが入力するため、入力を間違えて、実際に移動した何時間も後になってから入力が修正されることがあり、取り扱いが難しい情報のひとつです。さらに検査システムから取得した検査結果や、看護記録に記載された身長と体重から計算する BMI などのいろいろなデータベースから集めた情報を一覧で表示する必要があります（図91～図93）。このような情報は上手に扱わないと表示に非常に時間がかかってしまうことがあり、画面を表示したタイミングで、他の関係するデータベースから取得して合成する部分と、数時間に1回プログラムを走らせて、あらかじめ取得しておく情報をうまく組み合わせる必要があります。

　同じように多彩な情報を一覧で見たいというリクエストとして、病棟回診用に患者さんの状態や手術予定、最近行った過去の手術情報などをまとめて表示して欲しいという依頼がありました。この依頼も同じ手法で解決しました（図94）。

　外科ではレジデントの特定の医師に負担が集中しないように受け持ち患者さんの状況を取得したいとのリクエストがありました（図95）。医局長がこれを見て受け持ち患者の割り振りを行います。

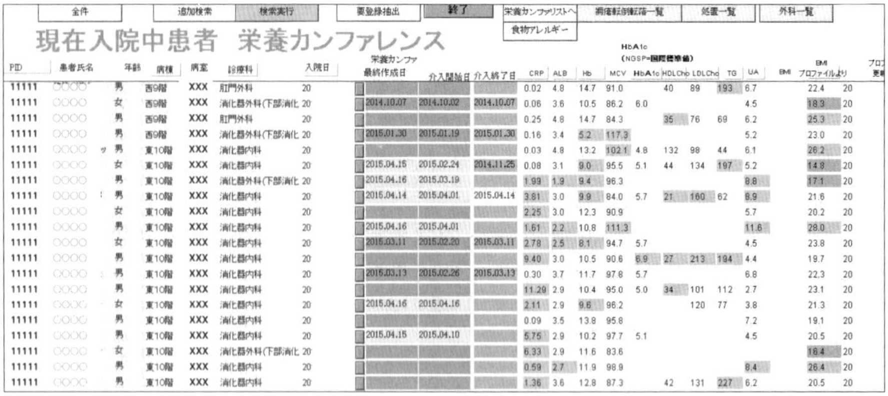

PID	患者氏名	年齢	病棟	病室	診療科	入院日	栄養カンファ最終作成日	介入開始日	介入終了日	CRP	ALB	Hb	MCV	HbA1c	HDLCho	LDLCho	TG	UA	BMI	BMI プロファイルより	プロファ 更新
11111	○○○○	男	西9階	XXX	肛門外科	20				0.02	4.8	14.7	91.0		40	89	193	6.7		22.4	20
11111	○○○○	女	西9階	XXX	消化器外科(下部消化	20	2014.10.07	2014.10.02	2014.10.07	0.06	3.6	10.5	86.2	6.0				4.5		18.3	20
11111	○○○○	男	西9階	XXX	肛門外科	20				0.25	4.8	14.7	84.3		35	76	69	6.2		25.3	20
11111	○○○○	男	西9階	XXX	消化器外科(下部消化	20	2015.01.30	2015.01.19	2015.01.30	0.16	3.4	5.2	117.3					5.2		23.0	20
11111	○○○○ ｯ	男	東10階	XXX	消化器内科	20				0.03	4.8	13.2	102.1	4.8	132	98	44	6.1		26.2	20
11111	○○○○	女	東10階	XXX	消化器内科	20	2015.04.15	2015.02.24	2014.11.25	0.08	3.1	9.0	95.5	5.1	44	134	197	5.2		14.8	20
11111	○○○○	男	東10階	XXX	消化器外科(下部消化	20	2015.04.16	2015.03.19		1.99	1.9	9.4	96.3					8.8		17.1	20
11111	○○○○	男	東10階	XXX	消化器内科	20	2015.04.14	2015.04.01	2015.04.14	3.81	3.0	9.9	84.0	5.7	21	160	62	8.9		21.6	20
11111	○○○○	女	東10階	XXX	消化器内科	20				2.25	3.0	12.3	90.9					5.7		20.2	20
11111	○○○○	男	東10階	XXX	消化器内科	20	2015.04.16	2015.04.01		1.61	2.2	10.8	111.3					11.6		28.0	20
11111	○○○○	女	東10階	XXX	消化器内科	20	2015.03.11	2015.02.20	2015.03.11	2.78	2.5	8.1	94.7	5.7				4.5		23.8	20
11111	○○○○	男	東10階	XXX	消化器内科	20				9.40	3.0	10.5	90.6	6.9	27	213	194	4.4		19.7	20
11111	○○○○	男	東10階	XXX	消化器内科	20	2015.03.13	2015.02.26	2015.03.13	0.30	3.7	11.7	97.8	5.7				6.8		22.3	20
11111	○○○○	男	東10階	XXX	消化器内科	20				11.29	2.9	10.4	95.0	5.0	34	101	112	2.7		23.1	20
11111	○○○○	女	東10階	XXX	消化器内科	20	2015.04.16	2015.04.16		2.11	2.9	9.6	96.2			120	77	3.8		21.3	20
11111	○○○○	男	東10階	XXX	消化器内科	20				0.09	3.5	13.8	95.8					7.2		19.1	20
11111	○○○○	男	東10階	XXX	消化器内科	20	2015.04.15	2015.04.10		5.75	2.9	10.2	97.7	5.1				4.5		20.5	20
11111	○○○○	女	東10階	XXX	消化器外科(下部消化	20				6.33	2.9	11.6	83.6							16.4	20
11111	○○○○	男	東10階	XXX	消化器内科	20				0.59	2.7	11.9	98.9					8.4		26.4	20
11111	○○○○	男	東10階	XXX	消化器内科	20				1.36	3.6	12.8	87.3		42	131	227	6.2		20.5	20

図91　入院患者リストに検査データーよりCRP、アルブミン、ヘモグロビン、ヘモグロビンA1C等、患者プロファイルよりBMIを表示、各項目でソート、検索ができる

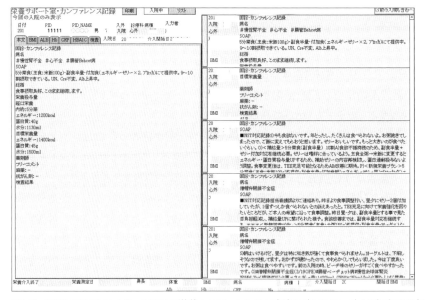

図92　図91のリストをクリックすると栄養カンファレンスの内容を表示する。右は時系列で表示

●基本編

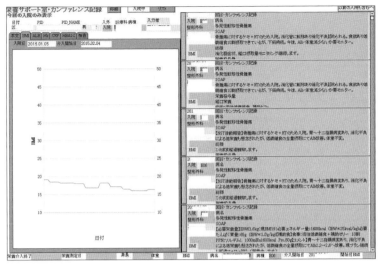

図93　BMIの変化を左に折れ線グラフで表示

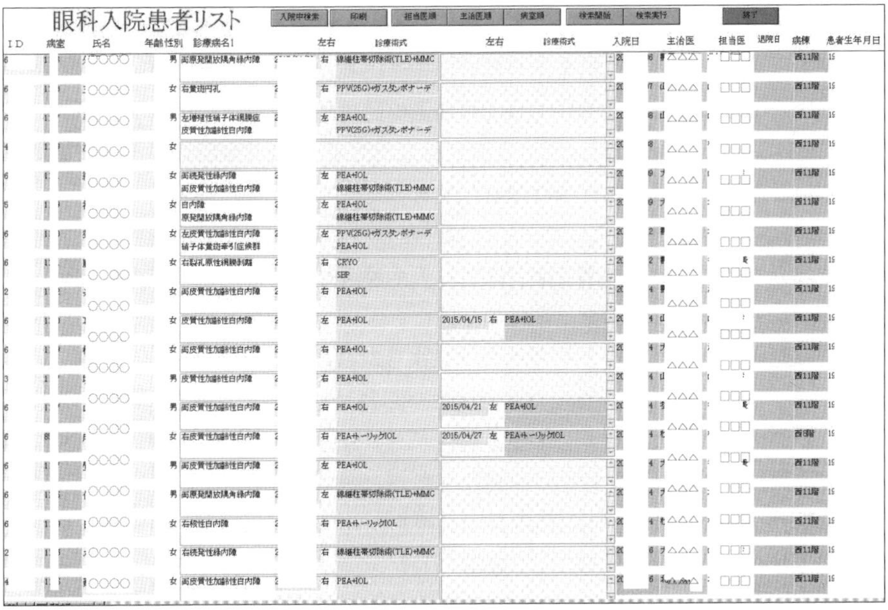

図94　眼科回診用画面▶右眼と左眼の手術を別の入院で行うため、過去の手術歴と手術予定を取得、病棟移動情報と同時に表示する。

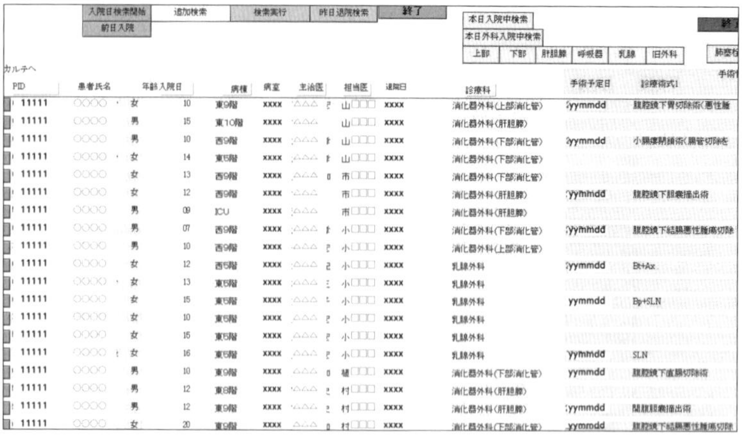

図95 外科入院患者リストと担当医

6) 耐性菌感染状況

　患者さんから抗生物質耐性菌が検出されると耐性菌管理というカルテ形式で電子カルテに患者さんの状態や手術日、使用した抗生剤などの情報を記載し、記載された情報が参照系で一覧できるようにしていました。これによって耐性菌の発生状況や全体の人数を把握できていたのですが、2013年の末頃から、メタロβラクタマーゼ（MBL）産生菌の保菌者が集積しているのではないかということが大きな問題となりました。

　「プラスミド」というウイルスのような粒子を媒介として別種の細菌へ抗生物質耐性が「感染」するという厄介な抗生物質耐性菌です。人から人へ感染した時は同じ種類の耐性菌が検出されますが、同じ人のなかでは次第に別種の細菌にも耐性が獲得されていきます。単一の菌種の耐性菌の保菌者だけをカウントするとあまり大きな数にはなりませんが、MBL耐性菌全体としてカウントしたところ、当院の保菌者数が問題となりました。全国的にもMBL耐性菌全体としての検出数をカウントしている病院があまりないというのが現状ですが、院内感染は防がなくてはなりません。以前から使用していた耐性菌管理のアプリケーションでは感染経路の追跡が十分でなく、MBL耐性菌の特徴をよく考えて感染をトレースして拡大を防ぐためのアプリケーションを作ることが必要でした。

　病院情報システムのデータをどのように抽出して表示すれば感染を防ぐのに役立つ情報を「見える化」できるかを国立感染症研究所の医師と相談しつつ、感染防止管理アプリケーションを開発しました（図96、図97）。遺伝子解析のデータと合わせて感染経路の推定をおこない、感染可能性のある経路を一つずつ潰していくことにより感染の発生数は激減しました。感染対策アプリケーションという製品はベクトンアンドデッキンソンやセーフマスターという会社から発売されていますが高額であり、さらにこのようなタイプのプラスミド伝播に対応していないようでした。

　このアプリケーションを開発したのと同時に、特定の抗菌剤の使用状況を把握するアプリ

●基本編

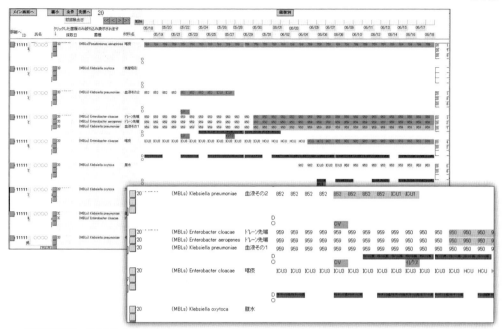

横軸は日付　時系列で病室を表示

耐性菌が発見されると病室名のバックが赤色で表示される。耐性菌種別を左に表示、体腔ドレーン有を緑色、手術日を紫色で表示する。細菌検査結果、病棟移動情報、処置請求、手術実施情報を取得し合成して表示。

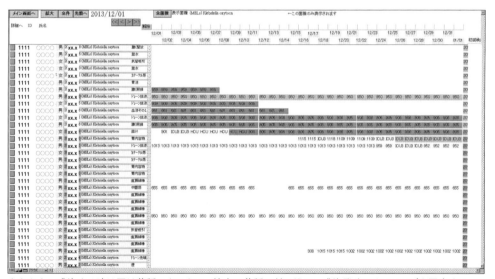

人から人へ感染する時は同じ菌種であるため、特定の菌種で絞り込み、感染発生のタイミングを同定する

図96　多剤耐性菌トレースアプリケーション

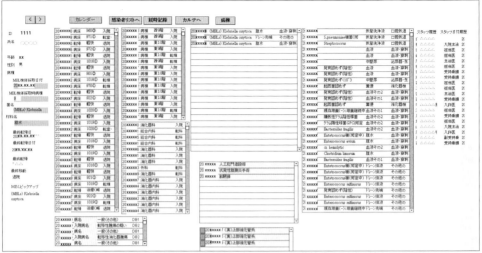

個別情報▶入退院、病室移動等移動情報、手術情報、内視鏡歴、細菌検査歴、受け持ちスタッフ等の情報を収集して表示する。

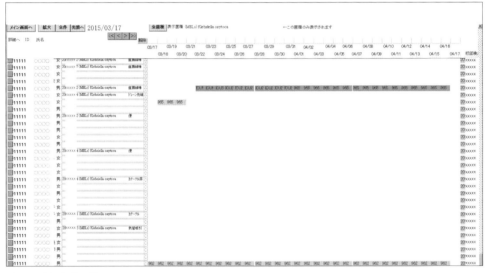

感染ほぼ収束後の状況

図96　多剤耐性菌トレースアプリケーション（続き）

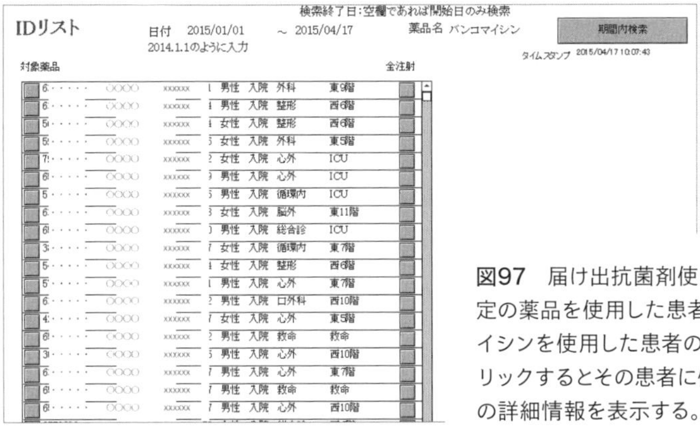

図97　届け出抗菌剤使用者リスト▶検索したい期間内の特定の薬品を使用した患者リストを表示する。図ではバンコマイシンを使用した患者のリストを表示している。ボタンをクリックするとその患者に使用した薬剤の量や使用期間などの詳細情報を表示する。

ケーションを作成しました。耐性菌をつくりやすい特定の抗菌剤の使用方法が一定の基準から外れると感染対策チームが介入し、適正な使用を指導しています（図97）。

7）　異なるシステム間のデータ転送、あるいはデータの互換性

　電子カルテ間のデータ互換規格としては HL7、MML、openEHR の archtype 等があります。それ以外にも疾患台帳を学会の指定する CSV や EXCEL 形式で登録するようにと指示されているケースもたくさんあります。FileMaker の参照系はほぼどのような形式でも取得できるし出力も可能です。参照系のデータは匿名化されて、いろいろな機関や団体への届け出に使用されます。日本産婦人科学会の周産期登録は年1回 FileMaker のファイルを学会に送ることで行われます。大阪医療センターの産科カルテの分娩記録からほとんどのデータを抽出してファイルを生成したのち送っています。癌登録は電子カルテとして入力したデーターを参照系で検索して、CSV で書き出すだけで登録用のファイルができ上がります。

　FileMaker を使った標準化ストレージからのデータ抽出は国立長寿医療研究センターの渡辺浩先生がアプリケーションとしての実装まで行っており、実用に供しています。「医療現場のデータベース活用」に詳しく書かれていますが、日経デジタルヘルスにも分かりやすい記事があります [19]。

　HL7 は厚生労働省電子的診療情報交換推進事業（SSMIX; Standardized Structured Medical record information eXchange）として標準化された取り扱い規約とされており、CSV 等によるデータ交換と違いデータ構造のマッチングを取る必要がないことなどその容易さで今後も発展していく仕組みと思われます。医療データの標準規格としては1994年より MML（Medical Markup Language）という規格があります。「異なる医療機関（電子カルテシステム）の間で、診療データを正しく交換する為に考えられた XML 規格で、診療録（カルテ）とその周辺記録を論理的に表現したもの」であり、メッセージ交換と情報保存を可能としています [20]。

[19]　国立長寿医療研究センター：FileMaker をシステム基盤としてバイオバンク情報管理システムを構築 http://techon.nikkeibp.co.jp/article/FEATURE/20140311/339268/?ST=ndh&P=1
[20]　XML マスター http://www.xmlmaster.org/application/mc005.html

これは SSMIX 標準化ストレージと対立するものではなく、記述のレベルが異なるものです。FileMaker でいえば「収縮期血圧」「脈拍」「主訴」等の要素を記述するためのルールといったもので、これらを統合して（ラップして）HL7のメッセージとして送ることもできます。大阪医療センターの各診療科の入力項目は、実際の臨床に即した診療科毎に必要な構造化された入力単位で、先に述べた openEHR の archtype とほぼ同じレベルの概念ですが、MML はこれらの入力項目をシステム間で交換するためのルール、HL7 はさらに上のレベルの互換性を高めた規約と考えてよいかと思います。

FileMaker で作成したデータはほぼすべてのフォーマットに対応して取り込みや書き出しが可能ですので、標準規格はもちろん、学会や役所の指定する送信の規格にも容易に対応することができます。

9 電子カルテの技術を使った研究

1） 南海トラフ巨大地震に対する医療支援の研究

大阪医療センターに日本 DMAT（Disaster Medical Assistant Team）の事務局が新設され、なにか新しい研究をということで、南海トラフ巨大地震が発生した場合の DMAT の救援計画を立てられないかとの相談を受けました。それまで救命救急の電子カルテを実用化するためにいろいろと打ち合わせを行ってきたのですが、病院のビッグデータを「見える化」できるのであれば、巨大地震の被災予測のデータを「見える化」するのもできるのではないかと思われたようです。厚生労働省の指定研究で、必ず起こると予測されている南海トラフ地震における医療機関の被害状況を把握した上で、DMAT の派遣計画を作るための支援アプリケーションを作って欲しいとの依頼でした。

このアプリケーションを作成する上で、まず国内の医療機関の名前、住所、病床数、診療科、災害拠点病院かどうか、緯度・経度、標高、南海トラフ地震が起こった場合の予想被害状況を把握する必要があります。最近は医療制度の変更が頻繁で、制度変更についていけない病院は廃院を余儀なくされたり、他の病院と統合したりと、医療機関の再編がすごい勢いで進んでいます。しかし、今回取り扱う病院名や住所の情報は調べた時期がいろいろだったり、二重に登録されていたりなど、データの状態がよくありません。このようなデータをきれいにするのを「クレンジング（洗濯）」といいます。病院の情報としては病院名、住所、電話番号がありますが、病院名がデータベースによって異なったり、同じデータベースに異なる名前で二重に登録されていたりします。以前のデータからの差分をとって、電話番号、住所、病院名の順で一致しているもの、近いものを候補として上げていき、情報が変更されている場合は最新に更新し、新設の場合は追加します。

住所、病院名は類似した名前を一つの病院につき 20 個ぐらい生成してこの候補が一致しているかどうか調べて行き、最終的には一つずつホームページを開いて確認します。

「国立大阪病院」「国立病院機構　大阪医療センター」「国立大阪医療センター」「大阪医

●基本編

療センター」「独立行政法人国立病院機構　大阪医療センター」は同じ病院ですが、「大阪市立総合医療センター」「総合医療センター」は別の病院です。「済生会 XX 病院」「恩賜済生会 XX 病院」「XX 済生会病院」は同じ病院で、「XX 日赤病院」「XX 赤十字病院」「XX 赤十字医療センター」も同じ病院です。「市立病院」としか名前が入っていないケースもありました。小さな医療機関はホームページにも入院患者数の表示がないため、古いデータから変更されていないかの判断がつかず苦労しました。でき上がったアプリケーションを図98～図100に示します。

　内閣府が東北大震災の後で南海トラフの被災予測を大きく改変したのですが、新しく発表された被災予測を病院に重ねてみると、たとえば、高知県では一般病院の80％以上が津波で被災するなど、非常に大きな被害が起こると予測されます。地震で使えなくなる病院から患者を搬送する計画は、人工透析を行っている医療機関では策定されていますが、災害拠点

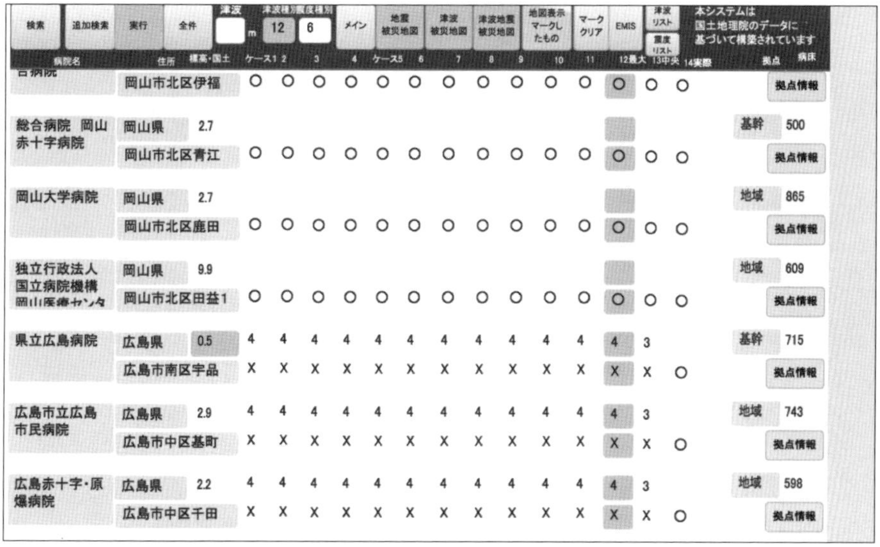

図98　医療機関の標高と津波の影響▶波高が標高を上回った場合に機能喪失とした。

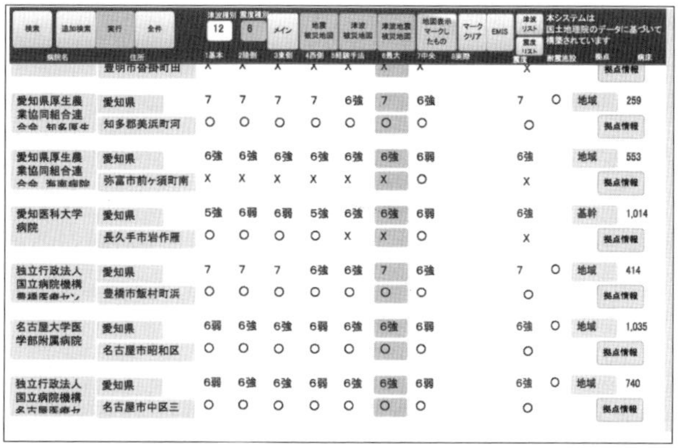

図99　医療機関と震度予測▶予測震度と耐震化の有無（○は震度6強以上で耐震化施設または震度6弱以下）

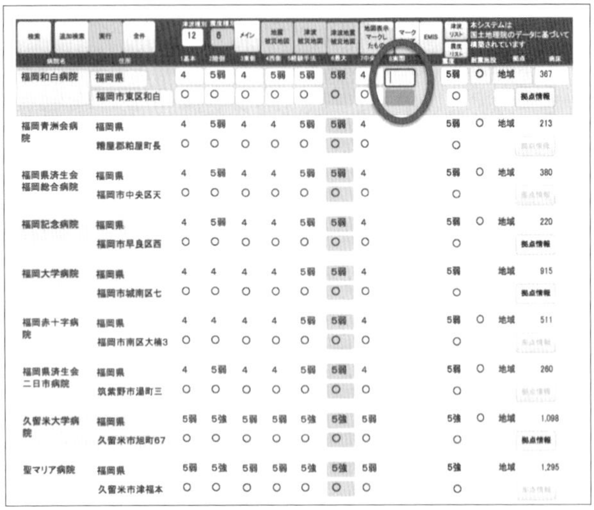

図100　南海トラフ地震救援支援アプリケーション

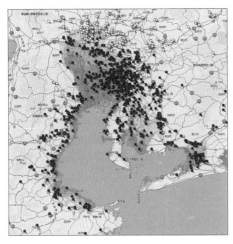

図101　中部地方の津波・地震被害
1床以上の保険診療機関。黒い点：津波被害または震度6強以上の一般病院
耐震工事率　愛知65.5%、三重64.7%

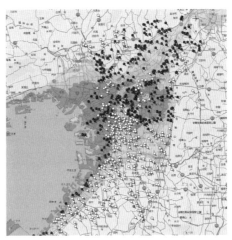

図102　大阪府の津波・地震被害
1床以上の保険診療機関。黒い点：津波被害または震度6強以上の一般病院

病院ですらできていないこともあります。研究の最初の目的は、DMAT が被災地に入る時に生き残っている災害拠点病院を地図上にプロットして欲しいというものだったのですが、シミュレーションの結果がショッキングなものであり（図101〜図108）、こちらの方が大きな問題となりました。この研究は厚生労働省の班研究として行い、内容は厚生労働省の科学研究報告書にまとめ [21][22]、さらにわれわれが分担した部分は論文報告も行いまし

---

[21]　定光大海、岡垣篤彦　南海トラフ巨大地震の被害想定に対する DMAT による急性期医療対応に関する研究　主任研究報告．平成 25 年度総括研究報告書　平成 25 年度厚生労働科学研究補助金、厚生労働科学特別研究事業
[22]　平尾智広、岡垣篤彦　南海トラフ巨大地震における震源のパターンと医療機関被災情報の関連に関する研究　分担研究報告．平成 25 年度総括研究報告書　平成 25 年度厚生労働科学研究補助金、厚生労働科学特別研究事業

●基本編

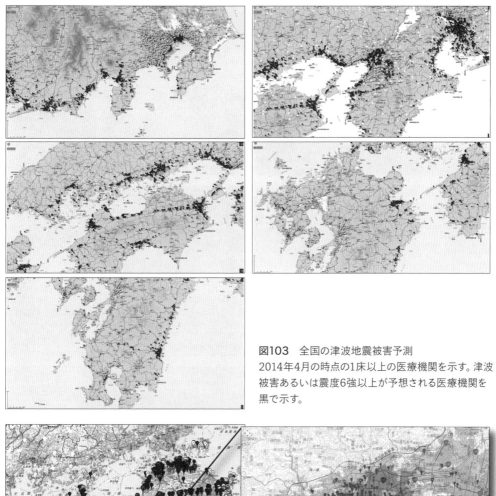

図103 全国の津波地震被害予測
2014年4月の時点の1床以上の医療機関を示す。津波被害あるいは震度6強以上が予想される医療機関を黒で示す。

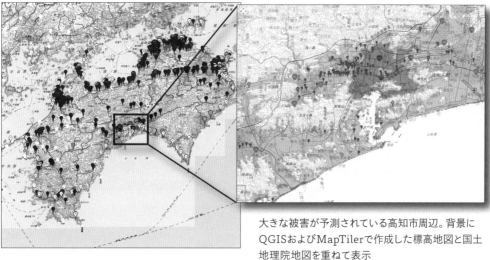

大きな被害が予測されている高知市周辺。背景にQGISおよびMapTilerで作成した標高地図と国土地理院地図を重ねて表示

図104 作成したアプリケーションで示した四国地方の1床以上の病院の被災予測の拡大
バックはGoogleMap、国土地理院地図、航空写真などに切り替えが可能。「拠」は災害拠点病院。白いマークは津波被害、黒いマークは震度6強以上、グレーのマークの「拠」病院は耐震設備有り。

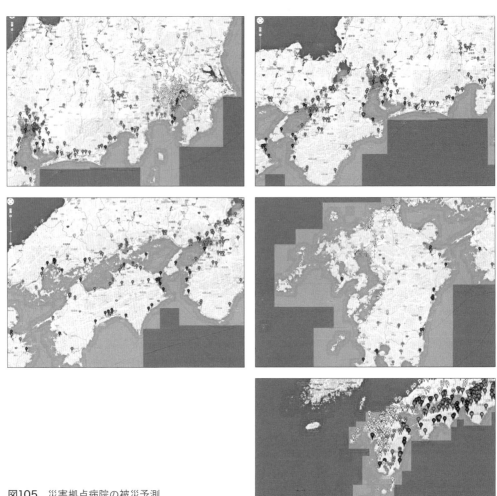

図105　災害拠点病院の被災予測
背景は標高地図とGoogleMapを重ねて表示。
災害拠点病院の分布：実際のアプリケーションでは最高津波高での浸水の有無および最大震度により色分けしている。本稿では、グレースケール印刷のため濃い色から順に、浸水、震度6強以上で耐震化されている、震度6強で耐震化されていない、震度6弱（耐震化を問わず）、震度5強以下（耐震化を問わず）を表す。

●基本編

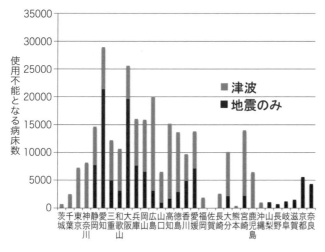

図106 地震・津波により使用不能となる病院の病床数（最大被害想定でのデータに基づく）

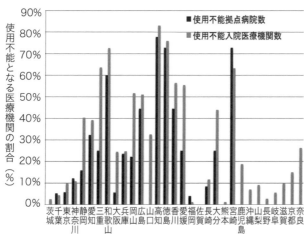

図107 地震・津波により使用不能となる医療機関の割合
最大被害想定でのデータに基づく

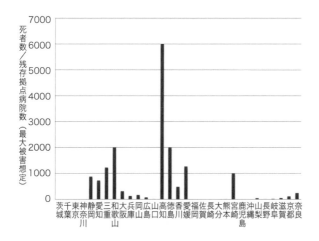

図108 死者数／残存拠点病院数（最大被害想定）
地域ごとに想定される死者数を、機能を残し傷病者受け入れ可能と想定される災害拠点病院で割った値を示す。死者数の10％程度の救命可能な被災者が発生すると予測されると仮定して、災害拠点病院1病院辺りの負担を示す。負担が大きい県では多数の投下型のSCUか、搬送ルートを確保する必要があると考えられる。

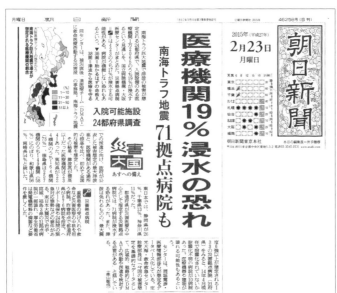

図109 朝日新聞の2015年2月23日一面の報道記事

た[23]。朝日新聞が1面トップで取り上げてくれたこともあり（図109）、大きな注目を集めたようです。短期的には日本の政策に一番影響を与えたFileMakerアプリケーションだったかもしれません。

ネットの接続が不可能な状況下でも使えるように、端末にインストールしたインクリメントP社のMapで開く方法（図101～図103）と、GoogleMapのhtmlファイルを表示する方法と（図104、図105）、二通りで表示可能なアプリケーションを作成しました。

---

[23] 岡垣篤彦、定光大海　GIS連携アプリケーションの作成による南海トラフ巨大地震の医療機関の被害想定作成およびDMATによる急性期医療対応計画策定　医療情報学 35（1）3-17　2015年4月10日発行

●基本編

2) 災害掲示板

　毎年、阪神淡路大震災が起こった１月17日前後の土曜日に、大阪医療センターを中心に近隣の災害拠点病院が協力して大規模な災害訓練を行います（図110）。災害訓練では実際に災害が起こっときと同じように災害対策本部を立ち上げて現地指揮所やトリアージゾーン、放射能汚染の除染訓練まで行います。災害対策本部のオブザーバーをしていて気付いたのは、電話やトランシーバーのような音声の伝達では正確な情報を伝えるのが困難であること、FAXでは話し中が多く伝わるのに時間がかかること、伝達された情報は本部のホワイトボードに書いているけれども、消してしまうと経過がわからなくなることでした。ツイッターやフェイスブックのような仕組みで勝手に各部門が情報を上げていくような仕組みが有効ではないかと考えて、「災害掲示板」を作ってみました（図111～図113）。その後災害訓練に３回使用しましたが、おおむね好評のようです。

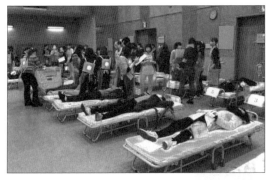

図110　災害訓練　赤ブース

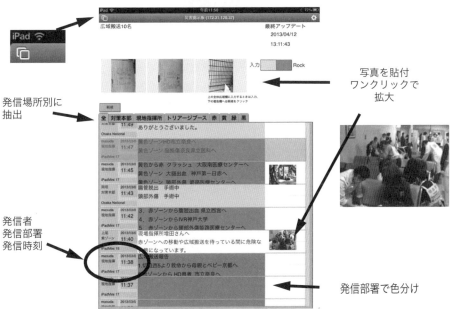

図111　災害掲示板 ツイッター方式で情報を共有/ 次々新情報をアップ/ 時刻、送信元の自動表示

87

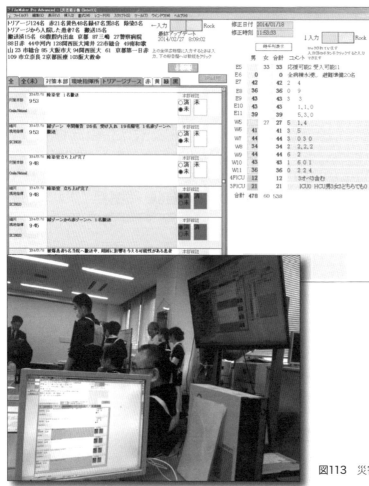

図112　右側に病棟状況を表示

図113　災害掲示板を対策本部で使用

●基本編

3) 災害用電子カルテ

災害時は緊急処置に対応した簡単に記載できるカルテが必要です。しかし、混乱した状況ではカルテ紛失が多発したり、患者さんとカルテと検査の紐付けが困難となりますが、患者IDを発行して電子化できるとそのあたりの問題が一挙に解決できます。もちろん災害時に病院の電源や電子カルテの機能が失われていないのが前提となります。大阪医療センターの救命救急センターのセンター長が国内の標準的な災害用カルテの作成メンバーであり、災害用の電子カルテを作成できないかとの依頼をもらいました。カルテの記載項目は紙の災害用標準カルテと同様ですが、電子カルテの特徴を活かして速やかに記載できることが求められました（図114）。タブレット端末での入力も想定されています（図115）。実際に使用してみると、災害現場では案外記載する情報は少ないこと、高速入力が強く求められることがあり、現実の災害に便利に使うにはさらに今後も改良が必要と思われます。

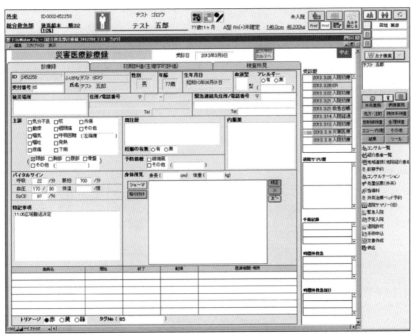

図114　災害カルテ（続く）

図114（続き）

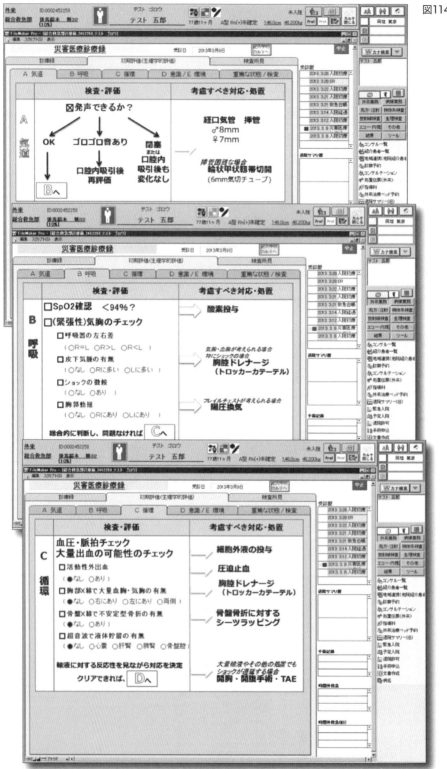

●基本編

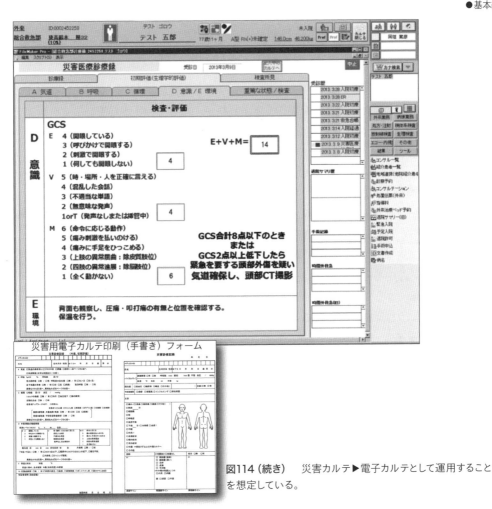

図114（続き）　災害カルテ▶電子カルテとして運用することを想定している。

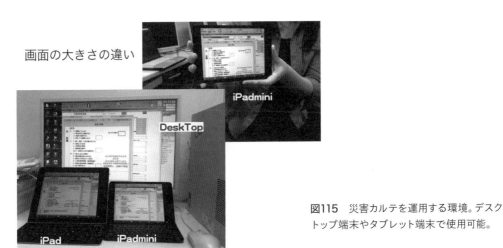

図115　災害カルテを運用する環境。デスクトップ端末やタブレット端末で使用可能。

10　病院情報システムを使いやすくするには

病院情報システムには診療現場で使いにくいという大きな問題があり、便利に使うためにはさまざまな工夫が必要ということを書いてきましたが、なぜそのような使いにくいシステムが15年以上もそのままになっているのかについて考えてみましょう。

1）ウォーターフォールとアジャイル

プログラムの開発技法には、大きく分けてウォーターフォールとアジャイルという方法があります。ウォーターフォール型開発とは、要求定義、分析、設計、実装、テストの各工程を、厳格に、あらかじめ計画された順序にしたがって滝が流れるように行う手法で、原則として前のステップには戻りません（図116）。この方法論はシステムの要求仕様がしっかりと固まっていて、途中で仕様変更がない大規模システムの開発に向いています。

このようなウォーターフォールに対し、Rational Unified Process という方法が提唱されました。同じような意味で使われるより一般的な言葉として、「アジャイル」という言葉があります。アジャイルというのは迅速、軽量、適応的に反復開発を繰り返す手法です（図117）。

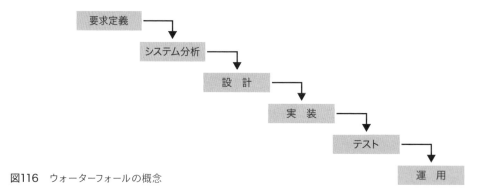

図116　ウォーターフォールの概念

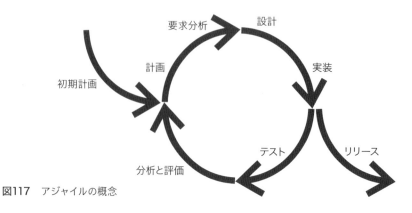

図117　アジャイルの概念

ウォーターフォール型は大規模プロジェクトで変更リスクがなければ効率的で、納期や予算がきっちり決められるので、依頼者も開発者も安心できるという反面、製品がうまく機能しない場合には変更に対処するのは困難で、一気に失敗プロジェクトとなってしまいます。一方、アジャイル型開発では、全体を見極めないうちに作業が進んでしまい、プロジェクトの方向性を誤る可能性があり、最終成果物をきちんとスケジュールに合わせて製造できるようにするプロジェクト管理がしづらいという問題点があり、フットワークの軽いソフトウエアが必要であること、業務内容とプログラミングの両方を把握している経験豊富な人材が必要となります。ウォーターフォール型とアジャイル型のどちらを選ぶかということですが、一般的には納期や予算に余裕があり、プロジェクトの成功を重視するならばアジャイル型、納期と予算がシビアで出来上がりの品質に自信がある、あるいは逆に品質にはある程度目をつぶれる場合はウォーターフォール型ということになります。
　現在導入されている病院情報システムはほぼすべてがウォーターフォール型で開発されています。

2） 病院情報システムの仕様書

　病院情報システムを導入する場合、どこの病院でもまず苦労するのは仕様書の作成です。病院の業務はさまざまな職種の人たちが複雑に連携するので、仕事の内容を文書にするのは困難で、さらにそれらの仕事をスムーズに動かすようなITシステムを考えるのは大変な作業です。仕事の内容を文書にする作業はウォーターフォールの「要求定義」と「システム分析」に当たります。病院情報システムを初めて導入する場合には、まだ現実に存在しない病院情報システムの動きを仕様書に落とすのが非常に難しいため、ウォーターフォール型開発を行う場合に成否の鍵を握るはじめの段階で不具合が起きてしまいます（図118）。
　それならば、すでに安定して動いている他の病院のシステムをそのまま持ってくればよいのではないかと誰でも考えますが、病院情報システムのなかには、国内のほとんどの病院で

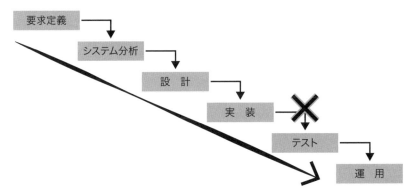

図118　ウォーターフォールの弊害　要求定義やシステム分析がきちんとできないとテストの段階で使えないことが発覚する。本来ならば失敗プロジェクトだが、往々にしてそのまま「使えること」にして導入されてしまう。不具合をカバーするためには現場スタッフの大変な努力が必要になる。

うまく動かずに困っている未熟な部分がいくつかあるため、「見本」となる、すべてにわたって完成度が高い製品が存在しないというのが実情です。

　未熟な部分を具体的に挙げると、カルテ記述の閲覧性が悪いこと、注射の速度や内容変更が発生した場合に、薬品の請求や投与法指示・実施の記録がうまく連携させられないこと、抗癌剤の安全確認の仕組みが使いにくく、変更がある場合に入力に非常に時間がかかること、記載や検査データの参照系が柔軟さにかけ、複雑な組み合わせ検索ができないことなどで、ベンダー各社共通の問題点となっています。

　病院情報システムの導入は仕様書作成、入札、業者決定、病院個別の設計を作成、稼働といった行程で行われます。

　現在の契約形態では依頼者である病院のスタッフが現場の業務内容を文書にして要求仕様書を作るのですが、診療現場で働いている人が、あまりやったことのない仕様書作成を素人のやっつけ仕事で行うか、逆に仕様書作成を仕事にしているけれど、あまり現場の業務を知らないコンサルタント業者が代りに作成することになります。それを見てベンダーがシステムを作って納入するのですが、ベンダーとしては要求仕様書に沿ったシステムを作るのが仕事で、現場の仕事がうまくいくかどうかは責任の外ということになります。現場の業務をきちんと分析できていない仕様書に沿って作ったシステムで仕事がうまくいくはずがありません。これは、病院側の業務分析能力が低いということが原因ではなく、完全な仕様書を作成するということがそもそも無理なのにもかかわらずウォーターフォール型開発を提案し続けるベンダーの責任が大きいと思われます。発注者の病院側にもそれを許しているという責任はありますが、一つ一つの病院が大手ベンダーの製品ラインを変更させるほどの発言力を持つことはまれですので、業界全体を変えていくような努力が必要ではないかと思います。

　業務を完全に分析した仕様書を作るのは不可能ということであれば、業務を円滑におこなうということをゴールとした契約をベンダーと交わすこと、すなわち業務分析の部分もベンダーが責任を持って行うようにすればよいのですが、これだとベンダーに依頼する仕事の範囲が曖昧になってしまいます。ベンダーの業務分析が病院側の業務分析と比べて品質が高いとはかぎらず、前述のコンサルタント業者が入った場合と大差なくなってしまうので、病院側に仕様書作成能力がある場合は、結局病院側が業務分析を行って仕様書を作ったほうが良い結果が出るようです。

3）　ウォーターフォールしか選択肢がない？

　このように、仕様書で要求定義を記述してその通りに作るという方法では望むものを作るのは難しく、それに代わる方法として、そこそこの要求定義がわかったところでシステムを作ってみて、不具合があれば修正していく作業を繰り返していくという、アジャイル型の開発があります。

　一方、途中で変更するとシステム全体に大きく影響するような基幹部分は、必ずしもアジャイルで開発する必要はなく、ウォーターフォール型の開発の方がスムーズに行く場合があります。図119のように基幹部分はウォーターフォール、ユーザーインターフェース部分は

●基本編

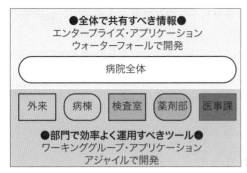

図119　病院情報システムの開発のあるべき姿

アジャイル型の開発が望ましいということになります。

　しかし、現実はいまだに「すべて」ウォーターフォールの開発が続けられており、アジャイル型の開発を明文化した仕様書を作成して契約まで持ち込めた事例はほとんどないようです。アジャイル型開発を採用すると開発費用や納期が見えないということと、アジャイル型開発を行った部分のメンテナンスが、かなりのボリュームで発生するというのがベンダーがアジャイル型開発を嫌う理由だと思われます。実際は大規模な病院の仕事を受ける場合は、Gap/Fitと称してアジャイル型手法のカスタマイズを若干入れていますが、いわゆるサービスの範囲内です。また、導入後のユーザーからの改善要求にまったく応えられないわけではなく、人件費の実費を支払えばシステムの変更は可能ですが、非常に高額なものとなります。

　最近はむしろ、アジャイル的な開発の余地をほとんどなくした「ノンカスタマイズ」と呼ばれる製品が増えています。このような製品では導入前の調整も導入後の改造要求にも対応しないことを原則としています。これは、病院情報システムの未熟な部分を「見なかったことにする」ことによって、「十分成熟した商品なのでそのまま導入しても不便なく使えますよ」といって販売しているということにほかなりません。このような状況下では、「業務手順をコンピュータに合わせろ」といい出して、事態を最悪の状態に固定しようとする人が病院側に現れることがあり、システム改善のためのもっとも大きな障壁はベンダーとの交渉ではなくて病院の管理職を説得すること、というようなケースもあるようです。

　しかし、予算がなくてノンカスタマイズの製品を導入せざるを得ないといっても、中規模病院でも数億円、大規模病院であれば十数億から数十億円に上るシステムを導入して、導入施設に合わせた運用ができないというのはあまりにも情けない状況ではないでしょうか。

　日本ではじめて電子カルテが導入されたのが1999年で、一つの病院の仕組みは5年から6年でリプレースを迎えるというのが一般的ですので、2015年現在で主要メジャーベンダーといわれるメーカーの病院情報システムも3世代目の製品サイクルを経ています。ウォーターフォール的開発を行っていて1世代は不十分なシステムで我慢するとしても、すでに3世代分のフィードバックが行われています。3サイクルのアジャイルのサイクルが回っているわけで、さしもの病院情報システムも徐々に改良の成果が出てきています。しかしメーカーの製品全体としての改良が行われても、逆にリプレースのたびに、それまで病院ごとに行ってきたアジャイル的手法で開発した部分がリセットされてしまうことも多く、とくにベン

ダーを変更したケースでは、せっかく苦労して使いやすくなった仕組みをまた一から開発することとなる場合もあります。

　われわれ医療者がきちんと考えなくてはならないことは、このようにして導入された病院情報システムが本当に我慢できる範囲なのか、医療の質や患者さんの安全を犠牲にしているのではないか、さらに、システムの安定性やコストを犠牲にせずにこのような問題を解決することはできないかということです。

4）　ユーザーメード（エンド・ユーザー）コンピューティング

　ウォーターフォールでもアジャイルでもない第三の方法として、ユーザー自身が開発を行うエンド・ユーザー・コンピューティング（End User Computing, EUC）があります。外部の業者や情報システム部に任せきりでは、実際の業務に即したシステム構築・運用は難しく、開発にも時間がかかるため、業務を一番よく知っている、現場でシステムを使う人が主導する開発作業です。あまりにも業務がスムーズに行かないために、ボランティアとして業務外に作成するということで始まることが多いようですが、良いシステムを作ることができれば実際の業務の効率が大きく改善するため、開発に使った時間を取り戻すことができます。ベンダーにとっても病院側の責任と労力でやってもらえれば人的資源をつぎ込む必要もありませんし、でき上がったシステムの品質について責任を負う必要もないので、ベンダー部分の安定性に影響がなければむしろ歓迎すべき状況です。

　しかし、このようにして開発されたシステムは、病院管理者に公式の仕組みとして認めてもらえにくかったようです。病院の管理者から見れば、業者に依頼した場合はトラブルや情報漏洩に関しては業者が責任を持つのに対して、職員が開発するとトラブル時の責任を業者ではなく病院が負うことが心配の種になります。さらに、EUCの開発が行える職員は少なく、病院が養成したのではなく個人的な興味でスキルを身に付けていることが多いため、転勤や退職などで後継者がいなくなってしまうという心配もあります。また、技術的な問題として、基幹システムが、EUCで作られた仕組みを接続することを考慮していないため、接続の部分で大変な苦労をすることや、接続をあきらめて独立した仕組みとして運用せざるをえないこともあります。

　このように問題を抱えたEUCの成果物ですが、業務を熟知したスタッフが作るためにインターフェースの完成度が高く、業務の改善という点からは目覚ましいものがあります。

　EUCで参照系を病院情報システムの中に作成すると情報漏えいを防ぐという点からのメリットもあります。ベンダーのシステムでは業務や研究に必要なデータの取得や処理ができないために止むを得ず個人持ちのコンピュータに実名入りのデータベースを作っているようなケースが日本中の病院に見られますが、コンピュータやデータの入ったメモリチップを紛失したり盗難にあうと必ず情報漏洩の責任を追及されます。このため、病院として公認したユーザーメードシステムを、病院情報システムの中に構成してその中で情報処理を行うように、ユーザーメードの仕組みを推進して行こうという動きが出てくるようになりました。

　ITシステムを成功させる鍵として、①ユーザーのニーズ、②それに対する業者のスキル、

●基本編

③業者が提供するソリューション、④ IT にかけることができるコストの4つの要素があります。病院の業務にはニーズはたくさんありますが、多くの病院ではいくら要望を上申しても実現してもらえないためにあきらめてしまい、そのような要望があるということすら表に出ません。一方、ホスピタルショウなどに行くとよくわかるのですが、IT ベンダーは仕事を拡げたいので、「おそらく医療関係者がこんなことを必要としているのではないか」と想像を巡らしてソリューションのアイデアを提案しています。このように、ニーズはあるし、ソリューションを提供したいスキルのある人もいるにもかかわらず、それを橋渡ししたりする人やコストがないという状況が出現しています。

　そこで、一定のルールのもとでユーザーメードを許可すると、このような状況に風穴を開けることができます。今後「ノンカスタマイズ」型の病院情報システムを導入せざるを得ない状況がどんどん加速すると思われ、そのなかで医療の質を落とさないためにはアジャイル的開発を必要とする部分はユーザーメードで補うというのが一つの答えのように思います。

11　ユーザーメードシステムに必要な工夫

1）　システムの開発記録をドキュメントとして残す

　病院情報システムのような、大規模なシステムの開発にはいろいろな会社のエンジニアがかかわります。システムがどういう仕組みになっているのか、データはどのように伝達されるかを文書で残しておかないと協同して働くことはできません。このような文書は、グループウエアといわれる仕組みを使って、電子的にみんなが見ることができる形で保存することが多くなっています。先に述べたアジャイルの仕組みでは、何度もシステムを修正することによって完成度を上げていくのでシステムの変更が頻繁に生じます。そのため説明文書も頻繁に書き換える必要があります。ユーザーメードの場合、一人、あるいは少人数で頻繁に変更を行うことが多く、このような変更を説明するドキュメントはついつい省略してしまいがちですが、ここをきちんと行わないと、ユーザーメードがシステム全体の安定性にリスクになるとされてしまいます。

　われわれは FileMaker 部分の修正履歴を「修正管理台帳」というドキュメントに残しています（図120）。FileMaker の変更点は「テーブル」、「フィールド名」、「レイアウト」、「スクリプト」等に分類して記載します。スクリプトについてはスクリプトのなかに修正点と修正日時をコメントとして残しておきます（図121）。

　大阪医療センターでは、資源配布サーバーにアップロードされたプログラムは、端末が再起動されたタイミングで配布されます。修正したプログラムはアップロードリストのなかに追加して、修正の内容に応じて病院全体に配布する日時を決めます。業務全体に影響する大きな変更はなるべく週末や外来の患者数が少なそうな日を選ぶなど、万一不具合があった時の影響が最小限となるように配慮します。資源配布の履歴も管理台帳に残されており（図122）、不具合が見つかった時点で即座に以前のプログラムに戻すようにしています（図

97

	No	修正者	状況	修正区分	全オーダ@大@表示	修正内容	UP予定日	UP者
61	60		完了	スクリプト	①全科オーダ@大@開く(新規なし) ②オーダー歴黄色もとのタブへ	①オーダリスト新規オーダを表示しない用に追加。 ②新規なしレイアウトを追加。	12月6日	
62	61		完了	スクリプト	Sys_オーダ一覧読込 Com_修正オーダーCSV読み込み(上書き追加)	オーダ歴に新規オーダを表示しないように処理を追加。	12月6日	
63	62		完了	スクリプト	現旧オーダーリフレッシュ	オーダーリストが二重に読み込まれるのを防止	12月25日	
64	63		完了	スクリプト	検査日表示変更	Select windows"検査時系列"、Select wondows"検査結果"を追加	1月9日	
65	64		完了	ﾌｨｰﾙﾄﾞ定義	検歴読込済	検歴を起後に読み込む時にすでに読み込んだかどうかのチェック用	1月9日	
66	65		完了	ﾌｨｰﾙﾄﾞ定義	画面_セカンダリ表示ファイル名 画面_プライマリ表示ファイル名	2画面対応用に新規追加。	1月9日	
67	66		完了	スクリプト	・Sys_オーダ一覧読込 ・Com_修正オーダーCSV読み込み(上書き追加) ・Com_削除オーダーCSV読み込み ・入院注射インデックス削除 ・Sys_新規オーダ読み込み ・オーダー歴黄色もとのタブへ ・Sys_新規オーダ削除後読み込み ・Sys_オーダ専用画面展開 ・Sys_オーダ専用画面展開日付のみリンク(3.31以前用) ・元のタブへ	アプリケーションエラー防止のため、スクリプトの1番最初に"ウィンドウの固定"を入れた。	1月24日	
68	67		完了	スクリプト	・Sys_新規オーダ読み込み	処理終了後に元のレイアウトに戻らないため、処理前にレイアウト番号を変数に格納し、処理終了後に格納していたレイアウト番号でレイアウトを戻すよう対応	1月24日	
69	68		完了	ﾌｨｰﾙﾄﾞ定義	画面_セカンダリ表示ファイル名 画面_プライマリ表示ファイル名	No.65を削除。 (全科診療録にて対応のため。)	2月8日	
70	69		完了	スクリプト	Com_修正オーダーCSV読み込み(上書き追加)	処理前のレイアウトに戻る様に処理前に、レイアウト番号を格納し、処理の最後にレイアウトを戻すように対応	2月8日	
					・Com_×ボタン無効化 ・全科オーダ@大@開く 全科オーダ@大@開く(新規なし)	・他ファイルから呼ばれたときに、×ボタンを無効化する為のスクリプトを追加。 ・×ボタン無効化を実行するように修正。		

00.Orderlist　00.NewOrderlist　00.全科診療　01.内科　01-2.時間外　03.神経　05.消化　06.循環　07.小児　08-1.下部　08-:

図120　修正管理台帳

```
#2006.08.23 No.87 ↑↑↑ yuno 実行場所移動
If [PatternCount ( Get ( アプリケーションバージョン ) ; "8.5" )>0 or PatternCount ( Get ( ア
Else
  スクリプト実行 [「Sys_TXTインポート(検歴データ)」]
End If
スクリプト実行 [「オーダクリア」, ファイル: 「orderlist」]
スクリプト実行 [「オーダIndexクリア」, ファイル: 「orderlist」]
スクリプト実行 [「Com_紹介状読み込み」, ファイル: 「紹介状」]
#↓2006.08.15 NO.84 追加 初期表示障害対応 yuno
スクリプト実行 [「Com_退院サマリ読み込み」, ファイル: 「退院サマリ」]
#↑2006.08.15 NO.84 追加
#↓2007.05.24 NO.175 時間外救急読み込み追加 Arai
スクリプト実行 [「Com_時間外救急読み込み」, ファイル: 「時間外救急」]
#↑2007.05.24 NO.175 時間外救急読み込み追加 Arai
#2006.07.06 - コメント開始 複数患者切り替え障害対応
// スクリプト実行 [「Sys_中止時」, ファイル: 「全科診療録」]
#2006.07.06 - コメント終了
レイアウト切り替え [「婦人科初診」 (Common)]
#2007.01.30 No.147 ↓↓↓ matsubara アクティブウィンドウを診療録に戻す
ウインドウを選択 [現在のウインドウ]
#2007.01.30 No.147 ↑↑↑
スクリプト実行 [「Com_メニュー初期値」]
```

修理管理台帳のNoに対応

図121　スクリプトの中のコメント

123)。あとは診療現場の端末を再起動してもらえればプログラム資源がロードされ、元の状態で使用が可能となります。

2)　ユーザーメードシステムのガイドライン

2009年の医療情報学会のシンポジウムで川崎医大の若宮俊司先生、東京経済大学の佐藤修先生らによってユーザーメードシステムを安全に運用するためのガイドラインが示されました *[24]*。このガイドラインはユーザーメードの仕組みを医療機関に認めてもらう上で非常に重要な役割を持つと思われます。一部を抜粋して章末につけておきます(104頁参照)。

[24] 若宮俊司 (川崎医大　医　眼科)、佐藤修 (東京経済大　経営)、岡垣篤彦 、角田司 (川崎医大　病院)、山内一信 (藤田保健衛生大) : End User Computing は医療において，どのように寄与しなければならないか，寄与するか？　医療情報学連合大会論文集　巻:29th 頁:133-138　20091121

●基本編

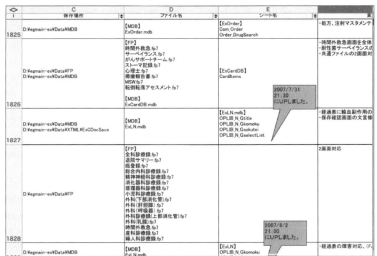

図122 資源配布管理台帳

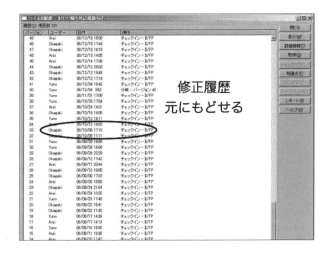

図123 資源配布サーバー管理アプリケーション

　このシンポジウムではユーザーメードとほぼ同義でより厳密な表現として End User Computing (EUC)という用語を定義しました。EUC には以下のような種類があります。

1) Organizational Computing（基幹システムの開発・運用）：ベンダーに開発を委託した情報システムを、医療施設の情報システム部門が導入・利用するもの。システムの契約者・所有者は情報システム部門であるが、開発はベンダーが受注して行っている。

2) Institutional Computing（施設内システムの開発・運用）：医療施設の情報システム部門が情報システムを内部で開発・導入・利用するもの。ベンダー開発の基幹システムやユーザ（専任エンジニアを除くスタッフ）が作成するエンドユーザシステムは含めない。

3) Staff Computing（エンドユーザシステムの開発・運用）：ユーザ（専任エンジニアを除くスタッフ）が個人で業務のために開発し、個人または部門内で運用するもの。

　大阪医療センターの開発は入力系は1)の Organizational Computing であり、参照系は2)の Institutional Computing ということになります。

これらのテーマに関しては日経デジタルヘルス・レポートで「ユーザーメードの医療システムについてさまざまな考察」というテーマでまとめていただいています *[25]*。

12 今後の病院情報システム

日本の経済の停滞による税収減の下、高齢者の増加等による医療費の増大を抑制するために、国は医療費の削減政策を行っており、多くの「質の高い医療」を実践している病院が苦しい経営を強いられています。しわ寄せは病院情報システムの費用にも押し寄せており、極端なコストダウンを強いられています。病院情報システムを導入した病院では、すべての情報がほぼ一元的に管理されるので、病院情報システムの閲覧機能が低いと致命的な「見逃し」が起こり、患者の健康状態に直接悪影響を与えることになります。極端なコストダウンにより病院情報システムの機能の改善の余地がなくなるとか、さらに機能が低下するとこのような問題が解決されないままとなる可能性があります。

電子カルテの導入は今後伸びが予想され、「導入施設が大規模病院から中小規模病院（100～399床）に移り、置き換え需要の割合が大きくなって平均単価は下がる見込み」とされています *[26]*。

問題はコストダウンされた病院情報システムが日常診療に使い物になるかということです。現実は価格の安いシステムはそれなりの機能削減が行われています。そのような状況下でこそ、ユーザーメードの仕組みを病院情報システムに追加することにより、ベンダー製の病院情報システムの不足部分を柔軟に補えること、医療情勢の変化に速やかに対応できること、という大きなメリットが生まれます。医療に携わる人は、質の高い医療を提供するためにはどのようなツールが必要かということを妥協なく考え、それを実践するために費用が足らないのであれば、「質」を下げるのではなく工夫して「費用」を下げつつ「質」を維持することを考えるべきで、ユーザーメードの仕組みはそのための大きな力となるはずです。

本書では大阪医療センターのシステムに限定して解説を行いましたが、他にもユーザーメードの優れたシステムを実現している医療機関はたくさんあります。大阪医療センターでこれまで開発を続けてきたのは、既存のベンダー製電子カルテでは実現できなかった「診療に必要な機能を備えたカルテのフロントエンド」ですが、病院情報システムには他にもいくつか重要な問題点が残されています。それらを解決するための答えはわれわれのシステムも含めて、すでに実用に供されているユーザーメードのシステムのなかに示されており、それらを簡便に汎用システムにデフォルトの機能として取り入れられる仕組みを作るという「発想の転換」により、効率的で真に医療の質を高めることができる病院情報システムが実は容易に実現できるのではないかと思います。

---

[25] ユーザーメードの医療システムについてさまざまな考察 http://techon.nikkeibp.co.jp/article/FEATURE/20140121/328899/?ST=ndh&P=1
[26] 国内電子カルテ市場は 2018 年に 2000 億円規模、シード・プランニングが予測　日経デジタルヘルス
http://techon.nikkeibp.co.jp/article/NEWS/20140820/371619/?ST=ndh

●基本編

改正薬事法はイノベーションを阻害する？

平成26年11月に「改正薬事法」（医薬品医療機器等法／薬機法）が施行されました。平成26年秋の医療情報学会でこの法律に関する解説のセッションが開かれました [27]。これまでは医療機器とそれに組み込まれているソフトウエアは国の認定をとらないと販売できなかったのですが、今後は医療機器に組み込まれていない単体ソフトウエアも、医療機器の範囲に加えるという内容がこの法律の一部に組み込まれています。現在のところ電子カルテはこの規制の範囲外ですが、自動診断を行うプログラムは規制の対象とされています。今後は電子カルテも規制の対象となっていくのではないかとの観測もあり、電子カルテベンダーのなかにもユーザーが使いやすいように改造を行うことにより、認定がえられなくなるのではないかと心配をする人が出てきています。

このような話を聞くと、今後心配なのは、現状の多くの問題を抱える病院情報システムに対し、現在の不十分な機能を補わないと承認がもらえないという方向に向かうとは考えにくく、逆に品質が低い状態に固定してしまう大義名分とされてしまうのではないかということです。人命にかかわるソフトウエアに規制がないのはおかしいという理由の他に、この法律の目的は、「世界的に医療機器と医療関連ソフトウエアは認可された者以外の販売を禁止している国が多いため、日本の製品を国外で販売する場合に日本の厳しい基準を通過していれば国外でも大手を振って販売できるように国際競争力を高めてメーカーを助ける」ということのようです。今後、今回の法改正以上に規制を強くすると、むしろ国内のメーカーのイノベーションを阻害する方向に働く可能性もあります。施行された法律で規制されるのは販売を目的としたソフトウエアで、ユーザーメードのソフトウエアについては、「米国などの医療機関と同様に、自施設開発の医療用ソフトウエアは院内の承認の手続きをきちんと受けていれば使用可能」としてよいのではないかとの見解のようです。現状では「人命にかかわるソフトウエア」であるにもかかわらず、「大会社に任せておけば安全で便利な仕組みを納品してくれるはず」というのが通用しない分野であるだけに、今後、問題の多い病院情報システムを補って安全に使い続けるための仕組みを過度に規制するような事態にならないことを望みます。

大阪医療センターのシステムについてもう少し触れておきます。富士通の現行モデルであるEGMainGXという製品はノンカスタマイズで販売するとしていますが、実際は大学病院などへ納品しているカスタマイズ版と、一般病院へ納品しているノンカスタマイズ版の二つがあります。大阪医療センターに導入されているのはカスタマイズ版ですが、FileMakerと接続し、カルテを入力し、閲覧する仕組みはノンカスタマイズ版にも装備されており使用が可能となっています。大阪医療センター以外でも、FileMaker部分の管理ができるのであれば当院と同様の仕組みを廉価に導入が可能となっています。

第32回医療情報学連合大会での共同企画では、「ユーザーメードシステムの費用対効果」

---

[27] どうなる？医療ソフトウエア規制が医療現場に及ぼす影響とは…「第34回医療情報学連合大会」の学会企画で討論 http://techon.nikkeibp.co.jp/article/FEATURE/20150108/397872/?ST=ndh

をテーマにしました。われわれも発表を行いましたが [28]、ユーザーにとって便利な機能が、低価格で実現できるメリットは非常に大きいという結論であったように思います。

　大阪医療センターの病院情報システムは基本的にはユーザーの要望はできるだけ実現するという方針でやってきました。これらの要望を次々とこなしていけば決して要望が無限大にあるわけではないことがわかりますし、せっかく開発した部分をユーザーの気まぐれでしょっちゅう元に戻さなくてはならないということもありません。せっかく作ったけど使われなくなってしまうというのも皆無ではありませんがごくわずかです。これも実際にできるだけニーズを実現するという方針でやってみないとわからないことです。医療現場でのユーザーの要望を検討してみるといずれも理にかなったものであり、要望を実現すると業務がスムーズに流れ、患者さんや働いている人の安全につながることがほとんどです。病院幹部からの要望も多く寄せられます。もちろんシステム本体に大きく手を付けなければならない場合など、どうしても高額の費用がかかる場合は実現できないこともありますが、たいていの場合、要望を実現するにはいくつかの方法があり、工夫すれば病院側のスタッフのスキル、すなわち、ベンダーが公開した病院情報システムの構造に対する知識と FileMaker 入力系と参照系の作業だけで解決できることが多く、その場合のコストは非常に低いものです。現場で働く人々にとっては自分たち一人一人の要望など聞いてくれないと思っていた組織が、実際は自分たちの希望に沿ってきめ細かく動いてくれるということがわかると、仕事上の利便性が得られることはもちろん、働く上でのモチベーションが大きく上がると思われます。

13　謝辞

　大阪医療センターの電子カルテに関係する仕事は、直接御指導いただいた元院長の井上通敏先生、前院長で国立病院機構理事長の楠岡英雄先生、医療情報システム委員会を主導してこられた東堂龍平先生、現院長の是恒之宏先生をはじめ、院内の医師、看護師、薬剤師、検査室、栄養士、事務官等々多数の方々とともに進めてきました。今回その方々の代表としてこの本を執筆することになりましたが、これまで暖かくサポートしていただいた方々に心からお礼を申し上げます。さらに 2008 年より J-SUMMITS という心強い仲間ができました。2006 年北海道札幌市で行われた医療情報学会の懇親会で隣に座っていた川崎医大の若宮俊司先生にお声掛けいただいたのがきっかけでした。この懇親会を設定したのが当時北海道大学医療情報部で研究生活を送っていた「電子カルテは電気羊に食べられる夢を見るか」の著者の加藤五十六先生であったのも大きな縁を感じます。J-SUMMITS に参加させて頂き、日本国内で医療情報システムをもっと便利に使いたいと考えて努力している多数の人々がいることがわかり、大変勇気づけられました。現在 J-SUMMITS の会員数は 500 人を超えていますが、ユーザーメードシステムの前途はこれまでもこれからも決して平坦ではなく、医療費削減に伴ってまず狙われるのはユーザーメードシステムを作ったエンドユーザーすなわち

---

[28] 岡垣篤彦：ユーザーメードシステムの費用対効果 - 大阪医療センターのカード型カルテ - ：第 32 回医療情報学連合大会論文集 124-127

●基本編

医療現場の最前線で働いている人々が作った仕組みです。医療安全や合理化のために大変有用な仕組みを低コストに実現しているにもかかわらず、往々にして診療現場から離れてしまった病院の管理者グループには無駄なコストを使って現場のわがままを聞いていると見えてしまうようです。しかし、ユーザーメードシステムを作ってきた人たちはこれまでいろいろな逆境に立ち向かって、最前線で働く人々の代表としてそれぞれの医療機関で努力を続けてきており、今後もそのバイタリティーで道を切り開いていくと信じています。

ユーザーメードシステムのガイドライン（抜粋）

4. エンドユーザシステムの開発・運用

4.1 管理基準書

1. 情報システム部門は、個人情報保護については「医療情報システムの安全管理に関するガイドライン」に、セキュリティ全体については「医療機関向け ISMS ユーザーズガイド」に準拠した施設ガイドラインを作成し、これに基づいて情報システム運用をしなければならない。

2. 情報システム部門は施設ガイドライン及び後述する本ガイドラインに準拠した施設内 EUC ガイドラインを作成し、施設内全員に周知させなければならない。

3. 情報システム部門はユーザ部門における Staff Computing の状況を定期的に調査し、エンドユーザシステムの稼働状況・管理状況を把握しなければならない。

4. Staff Computing で開発した情報システムを施設全体で利用する場合には、情報システム部門による詳細なセキュリティ（一貫性・正確性・可用性）検証を導入前に行う必要がある。

4.2 開発段階

情報システム（プログラム）開発にあたっては、以下について留意することが望ましい。実施するタイミング及び程度はユーザ部門開発者の都合によるが、実施程度及び実施内容については、情報システム部門担当者に定期的に報告する。

4.2.1 開発計画

1. 開発計画はユーザ部門開発者の発意により開発者が作成し、開発者が実施する。

2. 開発に必要な資材と時間は、ユーザ部門開発者がユーザ部門長と協議の上で準備する。

4.2.2 プログラム

1. 開発中のプログラムは、運用中のプログラムやデータとは異なる、独立したコンピュータで管理する。

2. 開発の進捗状況を、記録する。

3. バージョン管理システム等を利用してバージョン管理を行い、改訂前のバージョンも最新版とは別に保管する。

4. プログラム開発中及び完成時に単体テスト、モジュール開発中及び完成時にモジュールテスト、そして全てのモジュール完成時にシステムテストを実施する。テスト記録（テストの内容、テストでの使用データ、テスト結果）及び開発記録（プログラム及びプログラム修正箇所）等を作成して保存する。

5. システム開発時に作成した上記記録は、システム廃棄迄はプログラム同様に保存する。

6. 完成したシステムを本番システムに導入する前に、システム説明書や運用手順書等を作成して、完成システムと共に部門内の運用責任者に引き渡す。

7. 開発者は、作成したシステム説明書や運用手順書等をシステム廃棄迄はプログラム同様に保存する。

8. 開発者はシステム説明書、プログラム、テスト記録、運用手順書等をシステム部門の担当者に引き渡して保存を依頼する。

4.2.3 開発者の異動

1. ユーザ部門開発者が退職・転勤・異動する場合には、保守能力のある継承者を部門内で任命する。保守能力のある継承者が部門内に見つからない場合には、情報システム部門の担当者を継承者として委嘱する。

●基本編

2. 開発者が退職・転勤・異動する場合には、プログラム（ソースコード）、システム説明書、プログラム、テスト記録、運用手順書等を継承者に引き継ぎしなければならない。継承者への引き継ぎにあたっては、以上の文書を元にシステムについて、開発者が継承者に詳細に説明しなければならない。

3. 継承者が退職・転勤・異動する場合にも、上記と同様の引き継ぎを行わなければならない。

4.2.4 データ

1. システム開発に使うデータは本番データと明確に区別しなければならない。本番データまたはその一部を使う場合には、これをコピーして異なるコンピュータで管理することで、本番データと混ざらないようにしなければならない。

2. データやプログラムが施設外部に漏洩しないように注意しなければならない。開発に使うデータやプログラムを外部に持ち出す場合には、暗号化する。外部に公開する場合には個人データは匿名化しなければならない。

3. テスト用のデータは、あらゆる状況や要素の組み合わせを網羅するように準備する。

4.3.1 導入時

1. ユーザ部門開発者は利用するプログラムのセキュリティ（正確性・一貫性・可用性・安全性）について、利用前に慎重に検討しなければならない。

2. ユーザ部門開発者はセキュリティ検討結果について、文書を残す。

3. ユーザ部門長は開発者や部門内担当者と協議の上、導入の可否を決定する（部門利用の場合）。

4. ユーザ部門長は運用前に、運用責任者を限定する（部門利用）。運用責任者が複数いる場合には、その代表者を以下の運用責任者とする。

5. ユーザ部門長は個々のプログラム（情報システム）について、開発者又は継承者が誰であるか、部門内に公示する（部門利用の場合）。

6. ユーザ部門間利用の場合には、開発者・ユーザ部門長・関連ユーザ部門長・関連ユーザ部門担当者を含めて導入の可否を決定し、運用責任者を限定する。

7. ユーザ部門間利用の場合には、ユーザ部門開発者・関連部門運用責任者が協力して、処理の正確性・一貫性・可用性・セキュリティ（安全性）について、検討する。

8. セキュリティ対策は、個人情報漏洩・システム情報漏洩・ウィルス等への対策を含む。検討結果はユーザ部門開発者（継承者）及びユーザ部門運用責任者が文書として保管する。

9. ユーザ部門開発者はユーザ部門運用責任者にシステム説明書や運用手順書等を引き渡して、システムについての説明や運用指導を行う。

10. ユーザ部門運用責任者はユーザ部門開発者から引き渡されたシステム説明書や運用手順書等をシステム廃棄時まで保存しなければならない。これらの書類にはユーザ部門開発者及び継承者の情報（氏名・所属・連絡方法等）を記載する。

11. 導入システムで使うデータは、新規入力、既存データの複写、既存データの加工等で作成する。このデータの正確性や既存データとの一貫性について、開発者及び運用責任者は一定期間、可能な範囲で詳細な検査を行う。

12. 導入システムが既存システムを置き換えるものである場合には、既存システムとの並行運転を一定期間行い、その処理結果の一致性・整合性を確認する。

13. 導入システムを本番システムとする場合には、一定期間の間、既存システムに何時でも戻せるように準備しておかなければならない。
14. 運用責任者は導入記録を作成し、これをシステム廃棄時まで保存する。
15. 導入システムの重要性に応じて、事業継続計画に導入システムの復旧計画を含める。

4.3.2 運用時
1. ユーザ部門運用責任者は運用記録を作成して、これを管理する。
2. ユーザ部門運用責任者はプログラム及びデータのバックアップを作成して、外部記憶媒体あるいは異なるハードディスクで保存しなければならない。
3. 運用責任者は、システム説明書・運用手順書・運用記録等を常時参照可能なように、準備しなければならない。
4. 運用責任者はデータ及びプログラムを施設外部に漏洩させないように、注意しなければならない。

4.3.3 監査
1. 情報システム部門あるいはシステム監査部門は、利用部門の EUC について定期的に監査を行う。
2. 利用部門の EUC 監査にあたっては、運用状況・運用プログラムの監査だけでなく、関連文書やデータの保存・維持程度についても監査する。

4.3.4 保守
1. プログラムの修正が必要な場合には、ユーザ部門運用責任者はユーザ部門開発者あるいは継承者に詳細を説明して保守を依頼する。
2. ユーザ部門開発者あるいは継承者は運用責任者と協議の上で、プログラムの保守・修正を行う。
3. ユーザ部門開発者あるいは継承者は修正前のプログラムと修正後のプログラムを、混同されることがないように注意して保存しなければならない。
4. ユーザ部門開発者あるいは継承者は保守・修正過程及びその結果の記録を作成し、修正前の記録と共に保存する。
5. 修正した保守プログラムを導入する場合には、可能な範囲で、新規導入時と同様に、一定期間の既存システムとの並行運転を行う。

4.4 廃棄段階
1. 運用責任者はシステムを廃棄する場合にも、文書・プログラム・データ等が外部に漏洩しないように注意しなければならない。

若宮俊司（川崎医大　医　眼科）、佐藤修（東京経済大　経営）、岡垣篤彦 、角田司（川崎医大　病院）、山内一信（藤田保健衛生大）：End User Computing は医療において,どのように寄与しなければならないか, 寄与するか？　医療情報学連合大会論文集　巻:29th 頁:133-138　20091121

●基本編

附表　紙カルテ、ロールペーパー型、カード型電子カルテの違い

	紙カルテ	ロールペーパー型電子カルテ	カード型電子カルテ
可読性	文字が汚くて読めないことがある。	文字は読める。老眼のスタッフにはつらいこともある。	文字は読める。ユーザーの希望でレイアウトの変更が容易。文字種、大きさ、位置を最適化できる。
経過の把握	経時的変化は把握しにくい。	検体検査等の検査所見の経時的変化は把握しやすい。所見等記載情報の経時的変化が把握しにくい。	検査、記載ともに経時的変化を一覧把握できる。
イベントの識別	初診、手術、検査などは付箋、台帳などで管理。	初診、手術、検査等のイベントを抽出するのが困難。	初診、手術、検査などのイベントを抽出しやすい。
オーダーの発行、変更	手書き伝票に記載した上カルテにも記載。	オーダリングシステムで発行。修正、複写は容易。多数のオーダー履歴から特定のオーダーを抽出するのは困難。	オーダリングシステムを使用。修正、複写が容易。オーダーも種類、時期等を特定して抽出容易。
電子カルテ周辺システムとの連携	各種レポートを手作業で貼り付ける。	単独のレポートを開くのは容易だが、多数のレポートの中から望むものを抽出するのは困難。	レポートごとに分類、提示し、抽出が容易。
特殊業務への対応	手書きフォームを準備して対応。	テンプレート機能はあるが自由度は少ない。時系列で表示する機能は貧弱。	ユーザーのアイデアさえあれば、ほぼどんな入力形態にも対応できる。
保存・搬送	カルテ保存スペース、抽出システムが必要。診察室にカルテを準備するためには搬送システムが必要。	カルテ端末上での呼び出しが容易。	カルテ端末上への呼び出しが容易。ロールペーパーより若干起動に時間がかかる。

実践編
病院システムと
FileMaker の連携

●実践編

1 CSVを使用した連携

▶ 業務系と参照系データベース

　大阪医療センターでは一日の診断やオーダリングなど、日常の業務で使用するシステム部分を「業務系」。日常業務とは別にデータの統計分析や研究、各機関への提出物生成のために「参照系」と呼ばれる環境を構築し、参照用途のみに特化した電子カルテの環境を構築しています。

　業務系のシステムにおいて、使用する電子カルテの中核部となる環境は、次のとおりです。

データベース	富士通 EGMainGX
インタフェース	Windows 7 + FileMaker Pro 11

　このほか、各診療科に応じてさまざまなベンダの業務支援システムが動作しています。

診療科	業務支援システム名
すべての診療録	医用画像保管システム Plissimo
眼科診療録	T 社の眼科診療支援システム
産科診療録	分娩監視システム (obisportal)
腎臓内科診療録	Future Net
手術室	周術期システム ORSYS
重症病棟	重症病棟システム ACSYS
内視鏡	内視鏡システム NEXUS
病理	病理システム EXpath
生理検査	生理検査システム PrimeVita

　参照系のシステムは、富士通 EGMainGX のレプリカサーバと呼ばれる、バックアップ領域として使用されているデータベースを一次データ流入元として使用します。

一次データベース	富士通 EGMainGX (レプリカサーバ)
二次データベース (利用者の用途やスキルに応じて展開)	MySQL、FileMaker Server 11
インターフェース	Web アプリケーション、Windows 7 + FileMaker Pro 11、iOS + FileMaker Go

111

▶ 業務系データベース

　業務系のデータベースでは、電子カルテのサーバに富士通のEGMainGXを利用し、ユーザインターフェースにFileMaker Proを利用しています。特筆すべき点として、データ中央集約型のFileMaker Serverを利用せず、EGMainGXサーバから直接データをFileMaker Proアプリケーションにインポート・エクスポートしていることが挙げられます。

　本来、FileMaker Proを利用して中規模から大規模のデータを共有して利用する際はFileMaker Serverを用いるのが一般的です。別のデータベースサーバを利用する場合、FileMaker Serverと別データベースサーバをODBC/JDBCで連携させるのが定石とされています。

　本環境では電子カルテデータベースサーバから連携用のデータを、必要なタイミングで、直接FileMaker Proにインポートする方式をとっています。連携時に使用するデータ形式は、カンマ区切りのテキストファイル（CSVファイル）を用います。FileMaker Proで実現されたユーザーインターフェース上でデータの確認・操作を行い、カルテを保存したタイミングで電子カルテデータベースサーバに書き込みます。

FileMakerファイルを作業時にダウンロードして使用

　ユーザインターフェースとなるFileMaker Proファイルは、EGMainGXが提供する、共通のファイルサーバに配置されています。端末起動時に端末上のFileMakerファイルのバージョンを比較し、差分のみダウンロードします。取得するデータに応じて、ユーザーインタフェース（UI）とするFileMakerファイルをあらかじめ関連付けておき、データをエン

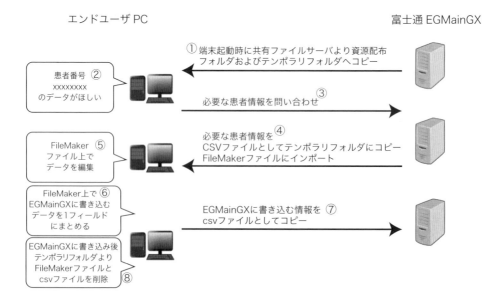

●業務系電子カルテサーバとFileMaker Proユーザーインタフェースの処理

●実践編

ドユーザ PC の一時作業用ディレクトリにダウンロードし、使用します。ドメインコントローラ配下の PC では一時作業用ディレクトリを表示できないようになっており、ファイルの持ち出し等を行えないようにしています。

ユーザインタフェースをダウンロード後、インターフェース上で必要な患者情報を指定します。電子カルテサーバから必要な情報を CSV ファイル形式でダウンロードし、一時ディレクトリに保存します。

業務系の作業はすべて一時ディレクトリ上で行われます。データを保存するタイミングで、一時ディレクトリ上で作業した内容を EGMainGX データベースサーバに書き込みます。作業が終了し、必要のなくなったファイルは一時ディレクトリから随時ファイルを削除していくため、エンドユーザ PC には情報が残りません。

サーバと連携するデータは常に最小単位の CSV ファイルとなります。ネットワーク越しの処理になりますが、1 つ 1 つの処理がキビキビ動作できます。

処理の順番は次のとおりです。

01 端末起動時、共通ファイルサーバより、FileMaker Pro ファイルをダウンロード

02 FileMaker Pro を起動し、UI を表示

03 必要な患者情報を要求・問い合わせ

04 必要な患者情報を CSV ファイルとして受信。受信したファイルを一時ディレクトリに保存

05 一時ディレクトリに保存した CSV ファイルを FileMaker Pro ファイルに取り込み

06 一時ディレクトリに保存した CSV ファイルを削除

07 CSV ファイルからインポートしたデータを、FileMaker Pro 上のフィールドに分解して取り込み（パース）

08 FileMaker Pro 上でデータの参照、入力を行う。EGMainGX をコントロールし、オーダー発行、検査結果参照。

09 EGMainGX で提供されている UI 上の、［カルテ保存］ボタンをクリック

10 CSV ファイルとして一時ディレクトリに保存

11 一時ディレクトリに保存された CSV ファイルを、EGMainGX のサーバにコピーし、EGMainGX に書き込み

12 一時ディレクトリに保存した CSV ファイルを削除

13 FileMaker Pro アプリケーションを終了する

14 一時ディレクトリに保存した FileMaker Pro ファイルを削除する

端末ではデータを持たない FileMaker 資源が資源保存フォルダと作業フォルダに保存されています。患者情報が必要に応じて読み込まれる、いわゆる「分離モデル」となっています。万一、作業フォルダの FileMaker 資源に不具合が起きた場合は、資源保存フォルダのファイルを最短時間で入れ替えが可能です。

UI は、共有ファイルサーバ上に配置されている FileMaker Pro ファイルを改修することで変更できます。この FileMaker Pro ファイルに対しては、ファイルのバージョン管理などを保守用ルールに応じて厳密な管理を行います。

　FileMaker Server でファイルを公開する場合と異なり、共有ファイルサーバ上に配置されている FileMaker Pro ファイルは、どのエンドユーザも、どのプロセスも常に掴んでいない状態となっています。このため、ファイルの競合編集が起きず安全な変更ができるようになっています。他の人がファイルを編集している場合は、グループウェアからファイルの編集が不可能となります。

▶　参照系データベース

　参照系データベースでは、日常の業務とは別に使う目的で構築された環境です。後から情報を見渡す場合や、自治体への提出物の生成・確認、学会や研究向けの統計データ取得・計算などに使用します。日常業務と異なり、必ずしも情報のリアルタイム性が確保されている訳ではありませんが、大阪医療センターでは可能なかぎりリアルタイムに近いデータを利用できるよう、利用頻度とサーバへの負荷などを勘案しながら、データ同期のタイミングについて微調整を行っています。

　参照系データベースでは、日常業務で使用する業務系データベースへの影響を与えないよう、業務系データベースの環境とは切り離して構築をしています。EGMainGX ではデータベースのバックアップを 1 日に n 回という頻度で、特定のディレクトリにデータを書き出します。EGMainGX のバックアップデータを用いて、FileMaker Server や MySQL、XML

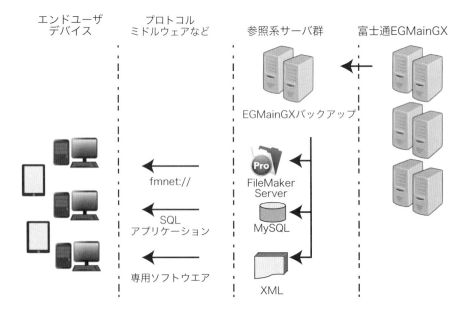

●参照系データベースの環境について

●実践編

ファイル形式などのデータ移行を行います。

データの作成や統計など、エンドユーザの目的に応じてプロトコルやミドルウェアを検討し、最終的にエンドユーザデバイス上にデータを表示します。参照系のデータベースから業務系のデータベースにデータを書き込むことはありません。

独立した環境を構築することでデータの完全リアルタイムな同期が不可能になります。反面、業務系のデータベースの保守性や可用性を向上できます。必要なデータはすべて揃っているため、権限を得たユーザサイドでデータを自由に取得・加工が可能です。環境が業務系データベースに影響を与えないことを利用して、技術的難易度やユーザの運用レベルなどに起因するややチャレンジ的な要素を参照系でトライすることが可能です。

FileMaker Server

FileMaker Pro アプリケーションでデータを利用する場合は、FileMaker Server に集約したデータを利用します。アプリケーションを利用するまでの学習難易度が低く、UI の表現やデータ加工・連携の自由度が高いツールをスピーディーに実現できます。

FileMaker Go も利用できるため、iOS デバイス向けのツールも同時に開発できます。反面、100 万件を超えるようなデータを処理する場合には FileMaker Go ではパフォーマンスが伸びず、不向きです。

プロトコルには FileMaker Pro アプリケーション用の fmnet:// を利用します。

MySQL

SQL を発行したり、Web アプリケーションやクライアントアプリケーションをユーザサイドで実装できるような環境では、MySQL Server に集約したデータを利用します。MySQL Server には MySQL Server の設定（my.cnf）を始め、OS カーネルレベルでのチューニングを行っています。

XML

データの統計解析ツールとして、XML が利用されている場合も少なくありません。統計解析用のパッケージ製品や、R 言語で独自に実装されたツールに向けては XML を利用します。XML については参照系のみではなく、業務系においてもリアルタイムな連携が必要な場面があるため、XSLT を用いて必要なタイミングに応じてデータを取得しています。

参照系から業務系に書き込む場合

基本的に参照系のデータベースから業務系のデータベースに書き込むことはありませんが、例外的にデータを書き込みたい場合があります。この場合は、データを書き込むための MySQL Server に対してアクセスし、データをやりとりします。iPad で入力した問診票の転送に使用しています。

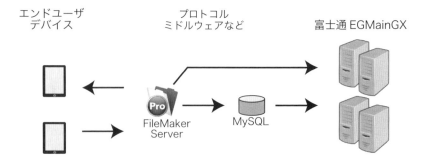

●参照系FileMaker Server + MySQL Serverと、業務系EGMainGXについて

▶ エンドユーザのUIについて

ディスプレイに表示される UI の、画面上端と右端に EGMainGX のデータコントロール用 UI が表示されています。データコントロール用 UI から、次の操作を行います。

- 業務の切り替え
- 画面遷移
- データ受信
- データ送信（カルテ保存）
- 共通患者情報の表示（患者番号、患者名、性別、生年月日など）

画面の大部分を占めるのが、FileMaker Pro で構成されたユーザインターフェースです。部門で使用される、ほぼすべての機能が FileMaker Pro 上で実現されています。産科や眼科など、一部専用の画像ビューアや要求される場合は FileMaker Pro から Web ブラウザを起動したり、専用のビューアアプリケーションを起動します。

ユーザインターフェースのルック＆フィールは統一されており、エンドユーザ側ではユーザインタフェースに FileMaker Pro が利用されているのか、Web ブラウザが利用されているのか、専用のアプリケーションが利用されているのか等を意識せずとも使用できるように工夫をしています。

▶ 一般的な電子カルテアプリケーションとの連携について

一般的な電子カルテアプリケーションは、ロールペーパーと呼ばれる方式が広く採用されています。2号用紙と呼ばれる帳票をベースに、自由な入力が行えます。2号用紙は紙メディアであれば自由な記載ができますが、情報を電子化して後から利用することを考えた場合、情報の属性付けが難しく、情報の記載量が増えると閲覧性に問題が生じます。

大阪医療センターで実現している、FileMaker で実現したカード型方式では、すべて情

●実践編

```
┌─────────────────────────────────────────┐
│          富士通 EGMainGX メニュー UI          │
│ （業務切り替え、画面遷移、データ送受信、患者共通情報表示など） │
│  ┌───────────────────────────────────┐   │
│  │                                   │   │
│  │   FileMaker 電子カルテ ［FileMaker Pro］  │   │
│  │   （産科、小児科、眼科など業務ごとに特化した    │   │
│  │          情報を表示）               │   │
│  │                                   │   │
│  │                                   │   │
│  └───────────────────────────────────┘   │
└─────────────────────────────────────────┘
```

●EGMainGXインタフェースとFileMakerインターフェース

報が細分化されて入力・表示できるようになっています。情報は細分化されて管理されています。簡単な操作で細分化された情報が入力できるよう工夫と検討を重ねました。各部門において必要な情報はアプリケーション開発時に SE とユーザーが何度も打ち合わせを行い、業務に必要なすべての項目を洗い出しています。

電子カルテサーバはレセプトなどの会計データ、処方データとの連携、医療関係の法令遵守、アプリケーションの安定性は優れた実績を持ちます。データの入力面はさておき、データの器として利用する分には、すべての条件を満たす最適なソリューションといえます。

大阪医療センターでは、電子カルテサーバのメリットを活かしつつ、入力面での最適なアプローチを考え、ユーザインタフェースとデータベースを分離することにしました。ロールペーパー方式のデータからは情報を解析して分解、取り込みを行います。ロールペーパー方式のデータベースに書き込む場合は、フィールドを結合した上で xml 形式で書き込みます。

▶ 特殊な電子カルテアプリケーションとの連携について

自治体提出用のアプリケーションや一部の電子アプリケーションでは、データの保存形式として HTML が利用されている場合があります。

HTML 文書を見ながら手打ちでカルテに入力するようなことを避けるため、FileMaker でスクリプトや Web ビューアを用い、HTML のソースコードから任意のデータを取得・加工できるようにしています。

▶ ファイルの構成について

大阪医療センターでは、34 の診療科からなる病院です。FileMaker ファイルは基本的に各診療科、必要な情報のまとまりごとに用意され、およそ 80 ファイルから構成されています。

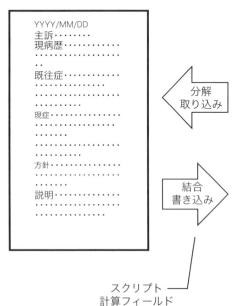

●カード型方式とロールペーパー方式

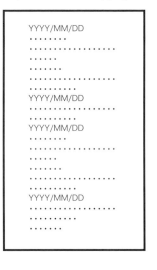

●ロールペーパー方式とカード型方式のデータ連携

●実践編

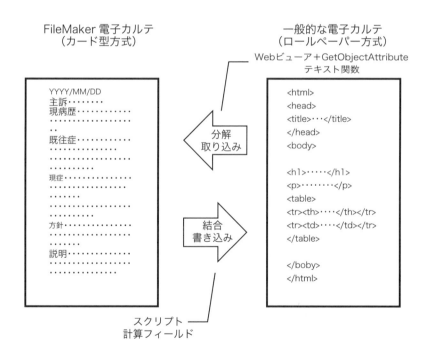

●FileMakerによる電子カルテとHTMLで格納した電子カルテ

●FileMakerによる電子カルテとHTMLで格納した電子カルテの連携

▶ データベースの構成について

　各ファイルではおおまかに、共通で持たせているデータと、各診療科や必要な情報のまとまりごとに用意されたデータと2種類の情報から構成されています。

各ファイルから参照されるデータ

オーダリスト連携用ファイル	全診療科のオーダリストをまとめ、オーダリスト管理システムと連携するためのファイル。オーダリスト管理システムと連携するのはこのファイルのみ
患者情報	富士通 EGMainGX から患者情報を取得し、FileMaker のファイルと連携するためのファイル。CSV 経由または ODBC で取得。ファイルオープン時にスクリプトが起動し、富士通 EGMainGX から最新の患者情報を取得する

各ファイル共通で持たせているデータ

富士通 EGMainGX 連携用テーブル	フィールド数は 1800 弱。フィールド名は各ファイル共通。フィールド名に意味は持っておらず、ファイル毎の各フィールドのタイトルは中間データベースで変換する
富士通 EGMainGX 連携用スクリプト	CSV ファイルの入出力や、DDE コマンドを送信して、オーダリングや外部アプリケーションと連携する際に使用する
他 FileMaker ファイル連携用スクリプト	他 FileMaker ファイルから開かれた際に、ウィンドウの表示位置やタイトル、サマリ表示用データを初期化するためのスクリプト
UI 調整用スクリプト	ウィンドウの表示位置やサイズ、拡大・縮小をコントロールする
カスタムメニュー	FileMaker 標準で用意されているレコード、レイアウト操作に関する機能をすべて無効にしたメニューを用意。画面上に配置されたフィールドやボタンのみを使用できるようにすることで、ミスオペレーションによる不正なデータ作成を防止する

各ファイル個別で持たせているデータ

スクリプト	各種データの加工や、画面遷移のためのスクリプト
レイアウト	各診療科ごとに最適化された項目を配置

　システム連携や開発に必要なリソースを共通化。診療科ごとにカスタマイズが容易に行えるようにテーブルやスクリプトには改良の余地を残しています。システム連携や開発に使用

Column　共通化と個別化

データを設計する上で、どのデータを共通化し、どのデータを個別に持たせるかは重要な問題です。今回のようにデータベース (EGMainGX) とユーザインターフェース (FileMaker) が完全に分離されている場合、ユーザインターフェース側で用途に応じて自由にカスタマイズできるメリットがあります。

●実践編

するためのスクリプトやテーブルをあえて1ファイルにまとめず、それぞれのFileMaker
ファイルに用意することでファイルの個別性を高めることができます。

▶ 外部プログラムとの連携

FileMakerでWebアプリケーションではない外部プログラムと連携する場合、次の実装
案が考えられます。

実装案	Windows	Mac OS X	iOS
[Eventを送信 (Windows)] スクリプトステップを使用。非同期実行	○	×	×
[Eventを送信 (Mac)] スクリプトステップを使用。同期、非同期を選択して実行可能	×	○	×
[DDE コマンドを送信] スクリプトステップを使用。同期実行	○	×	×
[AppleScript を実行] スクリプトステップを使用。同期実行	×	○	×
FileMaker のプラグインを使用。サードパーティ製のプラグインをインストールしたり、自分でプラグインを開発する	○ *	○ *	×
[URL を開く] スクリプトステップを使用する。カスタム URL スキームを使用して、任意のアプリケーションにデータを渡す	×	×	○

* Windows版とMac OS X版で同じプラグインを動作させたい場合、それぞれのOS上でプラグインのソースコードをビルドしコンパイルする必要がある

［Eventを送信］スクリプトステップ

［Eventを送信］スクリプトステップでは、外部のプログラムと渡したいデータを引数と
して指定し、外部プログラムを起動します。Windows向けとMac OS X向けに同名のス
クリプトステップが用意されていますが、1つのスクリプトステップで両OSに対応した処
理を記述することはできません。

Windows、Mac OS Xともに外部アプリケーションで処理を行いたい場合に使用します。
Windowsの場合はバッチファイル（*.bat）やPowershellファイル（*.ps1）を直接呼び出
せるため、バッチ上で複数アプリケーションを用いたデータ加工が簡単に行えます。

Windowsの場合は非同期実行されるため、実行結果をFileMaker側で受け取りたい場
合には工夫が必要になります。Mac OS Xの場合は同期、非同期を選択して実行が可能です。

［DDEを送信］スクリプトステップ

［DDEを送信］は、FileMakerからDDEを実行するためのスクリプトステップです。
DDEを送信することで、FileMakerから外部アプリケーションに対してデータを渡したり、

複雑な処理を伴うデータ加工を実行できます。

　DDE を実行して外部アプリケーションと連携する場合、外部アプリケーションがあらかじめ DDE 経由での操作に対応している必要があります。

　なお、FileMaker Pro では DDE コマンドを送信することはできますが、受信することはできません。DDE コマンドを送信した結果を受信したい場合は、DDE 連携先のアプリケーションで実行結果をファイルに書き出し、FileMaker 側で［Event を送信］スクリプトステップや［レコードをインポート］スクリプトステップを用いて別途結果を受け取るための工夫が必要となります。

［AppleScriptを実行］スクリプトステップ

　［AppleScript を実行］スクリプトステップでは、FileMaker のスクリプト内に直接入力した AppleScript を実行できます。Mac OS 上で外部アプリケーションにデータを渡す際や、シェルスクリプトや CUI 環境向けコマンドを実行する際に使用します。

FileMakerのプラグインを使用

　FileMaker にプラグインを導入し、機能の拡張を図ります。サードパーティ製の優れたプラグインも多数公開されているので、既に用途に応じたプラグインがあるかどうか、一度検索をしてみましょう。

　独自でプラグインの開発を行う場合は、C 言語または C++ 言語を用いて実装を行います。Windows 向けと Mac OS 向けにそれぞれビルド、コンパイルが実施できる開発環境を用意する必要があります。

　カスタムプラグインを作成する際は、テンプレートを用いると便利です。カスタムプラグインのテンプレートは

http://content.24usoftware.com/PlugInTemplate

　よりダウンロードできるほか、FileMaker Pro Advanced のインストール CD に付属しています。

［URLを開く］スクリプトステップを使用

　iOS アプリケーションに設定されたカスタム URL スキームを FileMaker Go から呼び出すことで、FileMaker から iOS の外部アプリケーションにデータを送信できます。

●実践編

▶ 富士通EGMainGXとの連携

大阪医療センターでは、富士通 EGMainGX とのアプリケーション間連携手法に DDE を、連携するデータの種類として、CSV ファイルを採用しています。

DDE の連携には、3 つの情報が必要になります。

サービス名	DDE 送信先のサービス名を指定します
トピック	DDE 送信先サービスに用意された機能を指定します
コマンド (アイテム)	DDE 送信先に用意された機能に渡したいデータを引数として指定します

大阪医療センターでは DDE を受信してアプリケーション間の制御を行うソフトウェアを実装し、展開しています。FileMaker の EGMainGX 連携用テーブルに DDE 送信連携用のフィールドを作成し、[DDE を送信]スクリプトステップから利用します。

[DDE を送信]スクリプトステップで起動した外部アプリケーションは、同期実行されます。このため、FileMaker Pro ユーザインターフェースは外部アプリケーションの処理が完了するまで"待ち"状態となります。この状態を活用し、外部アプリケーションを使用したデータ連携時に FileMaker Pro 側でユーザの操作を無効化し、意図しないデータの改変を防ぎます。

▶ CSVを使用した連携 / データの取得時

大阪医療センターでは富士通 EGMainGX をバックエンドデータベースとして、FileMaker Pro をフロントエンドユーザインターフェースとして利用しています。FileMaker Pro 側には基本的に恒久的なデータが保存されることはなく、必要に応じて EGMainGX に保存されているデータを取り出して使用することになります。

EGMainGX と FileMaker Pro 間では ODBC などのリアルタイムに連携する技術を使用

Column　同期実行と非同期実行

同期実行は呼び出したプログラムが終了するまで、呼び出し元のプログラムの処理は待ち状態となります。非同期実行は、呼び出したプログラムの終了を待たずに呼び出し元のプログラムが別の処理を行うことができます。同期実行では割り込みを考慮する必要がないため実装が容易ですが、呼び出し先のプログラムが処理を行っている間は待たされることになります。非同期実行では呼び出したプログラムの終了を待たずに別の処理が可能なため、外部プログラムで長時間かかるような処理を実行する際に向きます。呼び出し先のプログラムの実行結果を受信したい場合は同期実行、呼び出し先のプログラムの実行結果が不要かつCPUリソースを最大限活用したい場合は非同期実行というように用途に応じて実装を使い分けられるようになっておくと便利です。

せず、CSV を用いたデータ連携手法を採用しています。EGMainGX では大阪医療センターの全診療科のデータがすべて格納されているため、各診療科の必要な情報だけを CSV として取得し、FileMaker Pro にインポートして使用します。下記に情報の絞り込み分類例を示します。

診療科	産科、外科、眼科、整形外科など歯科を除く全診療科
記録の種類	初診カルテ、手術記録、サマリー、再診カルテ、オーダー記録など
期間	1週間、1ヶ月、6ヶ月、全期間など

▶ CSV を使用した連携 / データの書込時

　CSV のデータを出力する際にも高速化のための工夫を行います。FileMaker では次の条件が重なってくると、レコードのエクスポートに時間がかかるようになります。

- 一度に出力するレコード量が多い
- 一度に出力するフィールドが多い
- 非保存の計算フィールドをエクスポートする
- 集計フィールドをエクスポートする
- 関連テーブルのフィールドをエクスポートする
- 外部テーブルのフィールドを計算式に含めた計算フィールドをエクスポートする
- 共有ファイルとして開いたFileMakerファイルからレコードをエクスポートする

　出力するフィールドやレコード数を絞り込むことで、レコードのエクスポートを高速化できます。大阪医療センターでは共有ファイルの情報をエクスポートすることはありません。

　データ連携の対象となるフィールド数は、多い科では2千弱となります。読み込んだカルテの差分を検出し、差分のみ格納します。1回分の FileMaker 側の出力は xml データとし

Column　DDE と AppleScript

DDE（Dynamic Data Exchange）は、Windows 上のアプリケーション同士がデータをやり取りするためのプロトコルです。連携先のアプリケーションがDDEに対応していれば、複雑な処理を制御できます。たとえばDDEに対応している Microsoft Excel を FileMaker から操作したい場合、［DDEを送信］スクリプトステップを使用すればExcel ファイルのシートやセルに直接データを書き込むことが可能です。

AppleScript とは、Mac OS用のオブジェクト指向スクリプト言語です。ダイアログでメッセージを表示するような簡単な処理から、アプリケーション間の連携まで幅広いプログラミングを行うことができます。

●実践編

て EGMainGX の1つのフィールドに格納されます。

　一般的に FileMaker ではレコードのエクスポート時には出力したいフィールドをその分だけ選択、出力したいフィールドが100個ある場合は、100のフィールドを選択します。

　フィールドを圧縮してレコードをエクスポートするには、1つのフィールドにエクスポートしたい項目をすべて連結して格納します。データの連結の際には、区切り文字を用います。カンマ区切りの CSV ファイルとして出力したい場合はカンマ(,)を、タブ区切りの TAB ファイルとして出力したい場合は、タブ文字を用います。

　エクスポートしたいテーブルにエクスポート用のフィールドを1つ用意し、あらかじめ区切り文字を使用して複数のデータを連結しておくことで、FileMaker からエクスポートするデータは実質的に1フィールドとなり高速にエクスポートが可能となります。

　データを連結する方法としては、次の実装案が考えられます。

- CSV データとして出力する計算フィールド（テキストタイプ）を作成し、計算式で出力したいデータを連結
- CSV データとして出力するテキストフィールドを作成し、スクリプトで［Loop］スクリプトステップと［フィールド設定］スクリプトステップを用いてデータを連結

　計算フィールドの場合は、次のようにエクスポートしたいフィールドと区切り文字を並べて記述します。

項目 1 & "," & 項目 2 & "," & 項目 3 & "," & 項目 4 & "," & 項目 5 & "," &
項目 6 & "," & 項目 7 & "," & 項目 8 & "," & 項目 9 & "," & 項目 10 & "," &
・・・

　スクリプトで［Loop］と［フィールド設定］スクリプトステップを用いる場合は、フィールド設定の計算式を上記のような連結する項目を記述し、エクスポートしたいレコード分を処理する形になります。スクリプトステップの前後に自由にテキスト加工が行えるため、エクスポートする前にデータを柔軟に整形することが可能です。反面、エクスポートする前にエクスポート対象のレコードを処理する必要があるため、スクリプト実行時間の分だけエクスポートにかかる時間がかかることになります。

　これらの方法ではデータエクスポート時の高速化の恩恵を受けられるだけでなく、フィールドの追加や変更、並び順の変更時において作業を簡素化できるメリットも受けられます。とくにエクスポートする項目が多くなればなるほど、［フィールドデータのエクスポート順］ダイアログでは管理が難しくなっていきます。

　計算式や［フィールド設定］スクリプトステップでエクスポートする出力項目を生成する場合、あくまでテキストベースで修正が可能なため、フィールドの追加や変更、並び順も容易です。何回ものマウス操作を強いられることもありません。

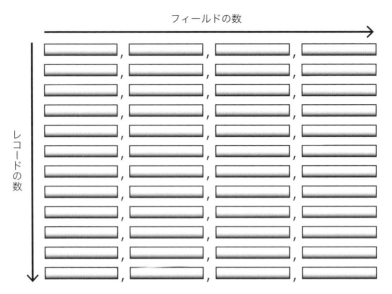

フィールドをそのまま出力する

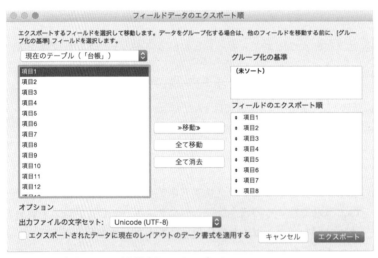

FileMakerからフィールドを指定してエクスポート

●実践編

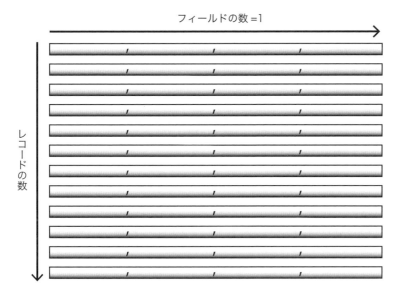

フィールドをCSV形式にしてエクスポート。1レコード1フィールドとなる

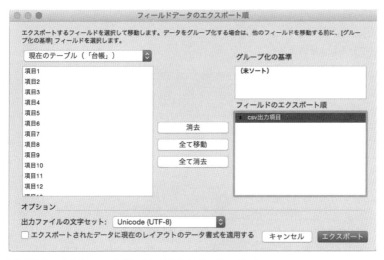

FileMakerから1フィールドにまとめたものをエクスポート

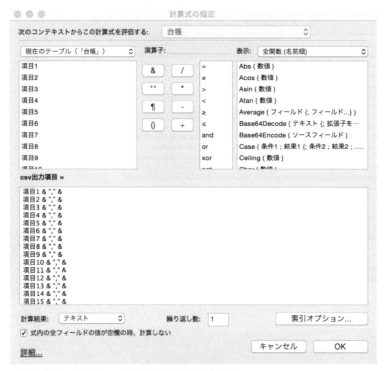

エクスポートしたいフィールドを計算により結合する

●実践編

| 2 | XMLを使用した連携 |

FileMakerでは、FMPXMLRESULT文法と呼ばれるXMLフォーマットを用いることで自由にデータの出し入れが行えます。また、FileMakerでは標準機能としてXSLTを用いてXMLを取り扱うことができます。連携を行いたい業務システムがXMLでデータを出力できる場合は、XSLTを用意するだけでFileMakerでデータをインポートすることが可能です。

▶ XMLを使用した連携

　XML（Extensible Markup Language）とは、W3C によって策定・勧告されている汎用的に利用できるマークアップ言語です。XML 文書は要素と属性からなり、一般的に木構造で表現されます。仕様に則って XML 文書を記述することで、XML 文書を理解できるアプリケーションからデータを取り扱うことができます。

　次の仕組みについて、XML ファイルを経由したデータのインポートを行っています。

連携する情報	連携するデータの種類	連携先
眼科診療録	検査内容と検査画像のファイルパスに関係するレコードをインポート	眼科診療支援システム
紹介患者登録	OCHIS との紹介患者連携レコードをインポート	OCHIS（現在使用していません）

FileMaker では、特定の文法に従った XML を取り扱うことができます。

文法	内容
FMPDSORESULT	CSS や XSL を使用して書式の設定をしたいデータベースをエクスポートする際に使用します。Microsoft XML データソースオブジェクトと互換性があります。非推奨 (deprecated) とされており、可能であれば FMPXMLRESULT の XML を用いた方が良いでしょう。
FMPXMLRESULT	レコード数やフィールド名、フィールドのタイプ、書式などのデータベースに関する情報を含んだ XML 文法です。FileMaker でインポートできる XML の文法は、FMPXMLRESULT のみとなります。
FMRESULTSET	FileMaker のポータルデータや計算・集計フィールドに最適化された文法です。カスタム Web 公開を効率的に行えるように、FMPXMLRESULT 文法よりも詳細な情報を持たせることができます。
FMPXMLLAYOUT	FileMaker のレイアウト情報について定義された文法です。カスタム Web 公開で使用されます。

　FMPDSORESULT 文法は Microsoft XML データソースオブジェクトと互換性のある文法です。FileMaker Pro からデータをエクスポートする際に利用できます。この文法は FileMaker Pro 7 リリース時点で非推奨とされました。FileMaker Pro 13 時点でもエクスポートできますが、将来的にこの文法がサポートされなくなる可能性があります。可能であれば、代わりに FMPXMLRESULT 文法を利用したいところです。

FMRESULTSET、FMPXMLLAYOUT はおもにカスタム Web 公開で用いられる文法です。一部の使い方（*）を除いて、FileMaker Pro からは FMRESULTSET、FMPXMLLAYOUT 文法の XML を使用したデータ連携は行えません。

> * FileMaker Pro のレイアウトモード上でレイアウトオブジェクトをコピーすると、クリップボードには FileMaker のレイアウトオブジェクト情報が FMPXMLLAYOUT 文法で保存されます。この XML を利用して、FileMaker レイアウトの開発支援や分析を行うためのソフトウェアがサードパーティから公開されています。

レコードのインポートに対応しているのは、FMPXMLRESULT 文法のみとなります。データをインポートする場合、インポート元の XML ファイルが FMPXMLRESULT 文法に準拠している必要があります。外部アプリケーションから提供される連携用の XML は、XSLT や XML パーサを自作して、FMPXMLRESULT 文法に直してからインポートを行います。

▶ 眼科診療録

あらかじめネットワークドライブに、T 社の眼科部門システムから XML ファイルが出力されるフォルダをマウントしておきます。XML のファイル名には、大阪医療センター内で共通で使用できる患者 ID を用います。XML ファイルには、T 社の眼科部門システム上で管理されている検査の内容は検査画像データが配置されているファイルパスが格納されています。

```
<FMPXMLRESULT xmlns="http://www.filemaker.com/fmpxmlresult">
    <ERRORCODE>0</ERRORCODE>
    <PRODUCT BUILD="01-25-2011" NAME="FileMaker" VERSION "ProAdvanced 11.0v3" />
    <DATABASE DATAFORMAT="yyyy/m/d" LAYOUT="" NAME="患者情報.fp7" RECORDS="2" TIMEFORMAT="k:mm:ss" />
    <METADATA>
        <FIELDEMPTYOK="YES" MAXREPEAT="1" NAME="患者ID" TYPE="NUMBER" />
        <FIELDEMPTYOK="YES" MAXREPEAT="1" NAME="患者名" TYPE="TEXT" />
    </METADATA>
    <RESULTSET FOUND="2">
        <ROW MODID="1" RECORDID="1">
            <COL>
                <DATA>100000000</DATA>
            </COL>
            <COL>
                <DATA>富田宏昭</DATA>
            </COL>
        </ROW>
        <ROW MODID="1" RECORDID="2">
            <COL>
                <DATA>100000001</DATA>
            </COL>
            <COL>
                <DATA>山田太郎</DATA>
            </COL>
        </ROW>
    </RESULTSET>
</FMPXMLRESULT>
```

METADATA 内に
フィールドの情報を格納

レコード単位
1 つの ROW が 1 つのレコード

レコードのフィールドに格納されている値
患者 ID に「10000001」
患者名に「山田太郎」が格納されている

●実践編

　FileMaker の眼科診療録ユーザインターフェースでは、必要に応じて XML ファイルを用いたデータ連携を行います。前述のとおり FileMaker では特定の XML 文法しかデータを取り込めないため、XSLT を指定して XML 文法を変換した上でインポートを行います。

　XML から検査内容や検査画像データのファイルパスを取得した後、画面上に情報を配置します。検査画像データのファイルパスを用いて、FileMaker の計算オブジェクトタイプのフィールドや Web ビューアで画像の表示を行います。

3 ODBC を使用した連携

ODBCはさまざまなリレーショナルデータベースとデータをやり取りするための標準仕様です。あらかじめクライアント側とサーバ側に環境を構築しておくことで、異なるアプリケーション・データベース間でもデータ連携をスムーズに行うことができます。

▶ ODBC 連携

次の仕組みについて、FUJITSU Software Symfoware の ODBC ドライバを経由してODBC 連携を行っています。

連携する情報	連携するデータの種類	連携先
腎臓内科診療録	透析に関係するレコードをインポート	透析DWH
生理検査	生理検査に関係するすべてのレコードをインポート	生理検査システム
プログレスノート	FileMaker 以外で入力したカルテ記載情報をインポート	富士通EGMainGX管理サーバ
患者プロフィール情報	患者情報を管理するシステムより、アレルギー情報などをインポート	富士通EGMainGX管理サーバ
患者待ち時間	患者情報と受付情報を管理するシステムより、すべてのレコードをインポート	富士通EGMainGX管理サーバ

ODBCとは

ODBC（Open Database Connectivity）とは、リレーショナルデータベースとデータをやり取りするための共通 API です。ODBC を使用してほかのリレーショナルデータベースに接続する際は、その接続方法や手順を定義している ODBC ドライバが別途必要になります。

ODBC を用いることで、FileMaker から SQL 文を発行して外部のリレーショナルデータベースに格納されているレコードを取得したり、レコードの作成や編集が可能になります。FileMaker で ODBC を使用したデータ連携を行うには、FileMaker のリレーションシップグラフに ODBC データソースを追加するか、[レコードのインポート] スクリプトステップを使用します。

なお、FileMaker で ODBC を使用して外部データを連携する場合、あらかじめ使用するクライアントマシンに ODBC ドライバをインストール、設定をしておく必要があります。また、CSV ファイルとの連携と比較してパフォーマンス面に弱い部分があることから、ODBC を使用する箇所は必要最低限に留めています。

●実践編

FileMakerでのODBC活用例

FileMaker ProでODBCを利用する場合、次の2種類の使い方が考えられます。
- FileMakerデータベースを、データソースとして使用。外部データベースからODBC経由でデータを連携
- FileMakerデータベースを、ODBCクライアントとして使用。外部データベースのデータをODBC経由で連携

FileMakerデータベースをデータソースとして使用する場合、FileMaker ProまたはFileMaker ServerでホストされているFileMakerファイルが対象となります。あらかじめファイルにODBC共有のためのアクセス権限を設定しておくことで、FileMaker ProやFileMaker ServerでODBC公開を行うことができます。

FileMakerが対応しているSQLステートメントは、FileMaker 13では次のとおりです。

SELECT: レコード・フィールドの選択
DELETE: レコードの削除
INSERT: レコードの作成
UPDATE: レコードの更新
CREATE TABLE: テーブルの作成
ALTER TABLE: テーブルの変更
CREATE INDEX: 索引の作成
DROP INDEX: 索引の削除

ODBC/JDBCクライアントドライバでは、次のSQL句がサポートされています。

FROM: SELECTステートメントで使用するテーブルを指定
WHERE: 取得するデータの条件を指定
GROUP BY: 返された値をグループ化
HAVING: グループ化の条件を指定
UNION: 2つ以上のSELECTステートメントの結果を結合
ORDER BY: 取得するデータのソートを指定
OFFSET: 取得するデータの最初の位置を指定
FETCH FIRST: 取得する行の数を指定
FOR UPDATE: SQLカーソルで位置付け更新・位置付け削除を実行

たとえば、外部データベースの「診療録」テーブルから「患者番号が100123456に一致するすべてのレコード・フィールド」を取得したい場合は次のようなSQLステートメントを組み立てます。

SELECT * FROM 診療録 WHERE 患者番号 = "100123456";

FileMakerファイルをODBC経由で操作するためには、あらかじめ2つの設定が必要となります。
- ODBC/JDBCで開くための拡張アクセス権を付与
- ODBC/JDBCで共有利用するための設定を行う

拡張アクセス権とは、さまざまなクライアントアプリケーションからデータを共有して利用するためのアクセス権を定義するものです。初期状態では共有利用するためのアクセス権セットが有効になっておらず、共有利用が行えないようになっています。

主要な拡張アクセス権は次のとおりです。

キーワード	意味
fmwebdirect	FileMaker WebDirectによるアクセスを有効にする。WebDirectを使用するには、FileMaker Serverでのファイルホストが必要となる。FileMaker Pro 13以降でのみ有効
fmxdbc	ODBC/JDBCによるアクセスを有効にする
fmapp	FileMakerネットワーク、FileMaker Serverによるサーバサイドスクリプト、FileMaker Goによるアクセスを有効にする
fmreauthenticate10	初期状態で有効となっている。FileMaker Pro 13以前のバージョンでは、FileMaker Goでのみ有効
fmxml	XML Web公開でのアクセスを有効にする。XML Web公開を使用するには、FileMaker Serverでのファイルホストが必要となる
fmphp	PHP Web公開でのアクセスを有効にする。PHP Web公開を使用するには、FileMaker Serverでのファイルホストが必要となる
fmiwp	インスタントWeb公開によるアクセスを有効にする。FileMaker Pro 12以前のバージョンでのみ有効

次の手順で、ODBC共有のための拡張アクセス権を付与します。

(1) 該当のFileMaker Proファイルを開く

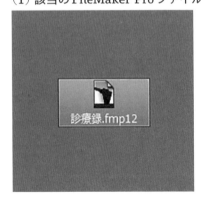

（2）［ファイル］→［管理］→［セキュリティ］を選択

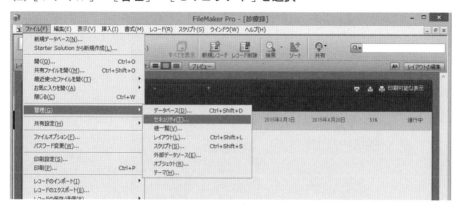

（3）［拡張アクセス権］タブを選択

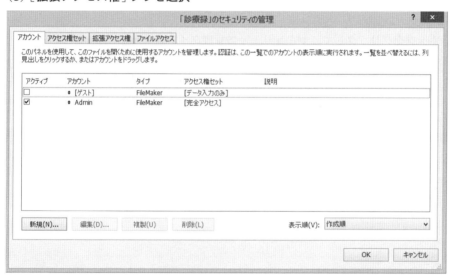

（4）キーワード "fmxdbc" を選択

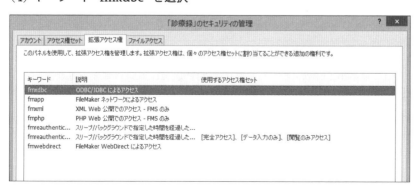

（5）［編集］ボタンをクリック

（6）アクセスしたい権限セットに対して、［オン］チェックボックスにチェックを入れる

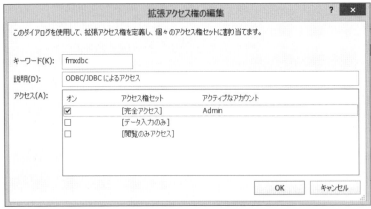

（7）［OK］ボタンをクリック

（8）［OK］ボタンをクリックして、セキュリティの管理ダイアログを閉じる

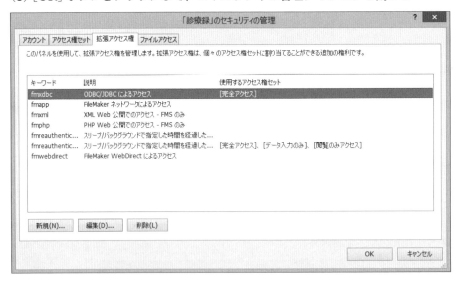

> **Column　セキュリティ設定の確認を**
> お使いの環境によってはWindowsのファイアウォールや導入しているセキュリティソフトによって、FileMakerアプリケーションの通信を遮断され、FileMakerの共有機能が使用できない場合があります。Windowsファイアウォールや各セキュリティソフトで行われている処理を把握し、通信を許可することに問題がないことを確認して設定を変更してください。

●実践編

続いて、ファイルに対して ODBC/JDBC 経由でのファイル共有設定を行います。

(1)［ファイル］→［共有設定］→［ODBC/JDBC 設定］を選択

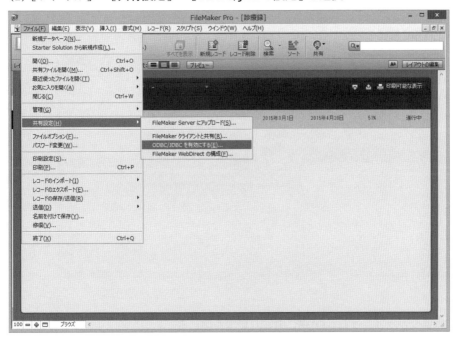

(2) 現在開いているファイルのうち、ODBC/JDBC 接続の設定を行いたいファイルを選択

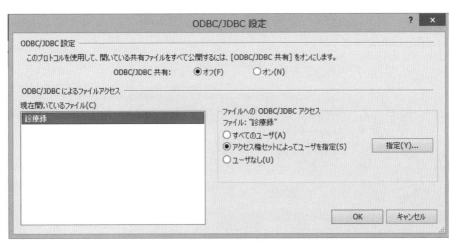

(3) ファイルへの ODBC/JDBC アクセスのうち、接続したいユーザまたはアクセスセットを指定

(4)［OK］ボタンをクリックし、ODBC/JDBC 設定を閉じる

FileMaker Pro で ODBC/JDBC 共有を有効にするには、次の操作を行います。

（1）［ファイル］→［共有設定］→［ODBC/JDBC 設定］を選択

（2）ODBC/JDBC 接続の設定、ODBC/JDBC 共有を "オン" にチェック

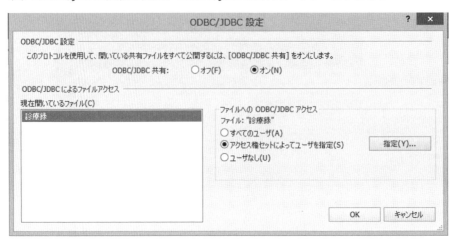

（3）［OK］ボタンをクリックし、ODBC/JDBC 設定を閉じる

FileMaker Server で ODBC/JDBC 共有を有効にするには、次の操作を行います。

（1）Admine Console にログイン

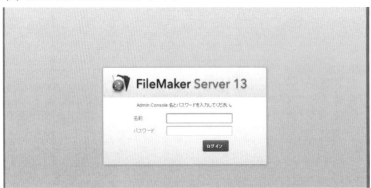

●実践編

(2)［一般設定］を開く

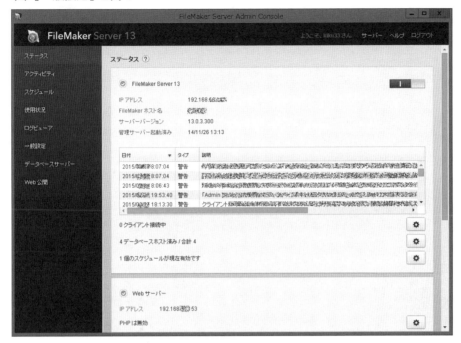

(3)［ODBC/JDBC］タブを選択

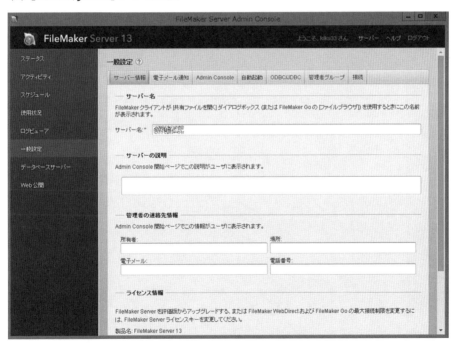

(4) "ODBC/JDBC を有効にする" にチェック

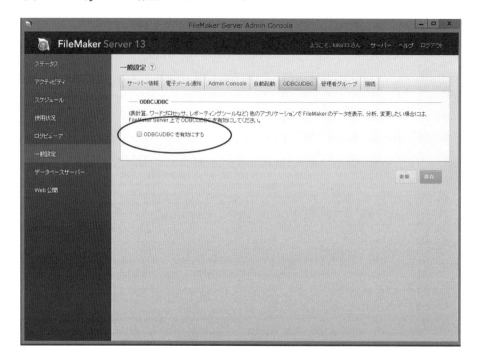

(5) ［保存］ボタンをクリック

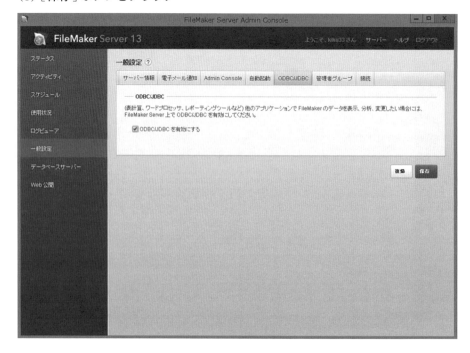

●実践編

　FileMakerデータベースをODBCクライアントとして使用する場合、次の方法で外部データベースからレコードのインポートを行います。

[ファイル] → [レコードのインポート] → [ODBC データソース] または [レコードのインポート] スクリプトステップを使用
リレーションシップグラフでODBCデータソースを選択し、外部SQLデータソースとして使用

　ODBC利用前の準備
　どちらの方法も、あらかじめOS側でODBCドライバのインストール、およびODBCデータソースの設定を完了しておく必要があります。Windowsの場合は コントロールパネル > 管理ツール > ODBC データソース、Mac OS X の場合は、FileMakerのインストールディスクまたはディスクイメージ中の xDBC > ODBC Client Driver Installer > FileMaker ODBC.mpkg をインストール後、アプリケーション > ユーティリティ > ODBC Manager から設定を行います。
　[ファイル] → [レコードのインポート] → [ODBC データソース] または [レコードのインポート] スクリプトステップを用いる場合は、ODBC経由でレコードのインポートのみを行うことができます。
　リレーションシップグラフでODBCデータソースを選択し、外部SQLデータソースとして使用する場合は、外部SQLデータソースはあたかもFileMakerのデータベースとして操作することができます。リレーションの追加はもちろんのこと、レイアウトと紐づけて

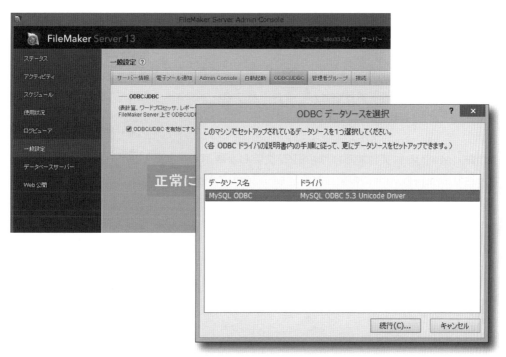

141

バックエンドデータベースが MySQL の画面を作成したり、フィールドを配置して直接 ODBC 先のデータベースレコードを作成、変更することもできます。

　外部 SQL データソースに対してサポートされている ODBC ドライバは、FileMaker 13 時点で次のとおりです。

Oracle	
Oracle 11gR2：Windows 用	Oracle ODBC Client 11.2.0.11（32 ビット） Oracle ODBC Client 11.2.0.11（64 ビット）
Oracle 11gR2：Mac OS X 用	Actual Open Source 3.2.0
MS SQL Server	
MS SQL Server 2012：Windows 用	SQL Server Native Client 11.0 2011.110.2100.60
MS SQL Server 2012：Mac OS X 用	Actual SQL Server 3.2.0
MS SQL Server 2008 R2：Windows 用	SQL Server Native Client 10.0 2009.100.1600.01
MS SQL Server 2008 R2：Mac OS X 用	Actual SQL Server 3.2.0
MySQL	
MySQL 5.6 Community Edition（free）： Windows 用	MySQL Connector/ODBC version 5.2.5（32 ビット） MySQL Connector/ODBC version 5.2.5（64 ビット）
MySQL 5.6 Community Edition（free）： Mac OS X 用	Actual Open Source 3.2.0

* FileMaker ナレッジベース「外部 SQL データソースに対してサポートされている ODBC ドライバ」（http://filemaker-jp.custhelp.com/app/answers/detail/a_id/9107/）より引用

　大阪医療センターの場合、FileMaker ユーザインターフェースから基本的に ODBC 先にデータを入力する必要がありません。また、パフォーマンスを優先するために、ODBC 経由でレコードを一旦 FileMaker にインポートしてから使用する方法をメインに採用しています。

　なお、MySQL に接続するには、8192 文字しか取得できないというバグが存在します。富士通の Symphoware に接続した場合も同様の現象が発生します。

●実践編

Column　FileMaker内でSQL文を使って自在にデータを取得するExecuteSQL

FileMaker Pro 12以降では、FileMaker内でSQLを実行しデータを取得するための
ExecuteSQL関数がサポートされています。ExecuteSQL関数を用いることで、SELECTや
JOIN構文を使用して外部の関連テーブルから複雑なリレーションを張る必要がなく、
SQL文1回で値の取得が可能になります。リレーショナルシップグラフを簡素化し、メ
ンテナンス性を飛躍的に向上できることから、規模の大きいFileMakerアプリケーショ
ンにはぜひ導入しておきたいテクニックです。SQLの知識が必要になりますが、余裕
のある方は使い方をマスターしておきましょう。なお、ExecuteSQLではデータの取得
のみサポートされており、データの挿入(INSERT)や変更(UPDATE)、データベースの変更
(ALTER TABLE)などができないことに注意しましょう。

143

4　画像を使用した連携

FileMakerでは画像ファイルなどのバイナリデータは、一般的にオブジェクトフィールドを用いて取り扱うことになります。このオブジェクトフィールドは、FileMaker Proアプリケーション同士でのみデータのインポート・エクスポートに対応しています。外部データベースからデータを連携して環境を構築する場合は、Webビューアを活用します。

▶ 画像データの連携

次の仕組みについて、FileMakerと画像データとの連携を行っています。

連携する情報	連携するデータの種類
紹介状	Webビューアを使用した、印刷イメージの描画
診療録	Webビューアを使用した、診断画像データの描画
手術記録	Webビューアを使用した、手術記録データの描画

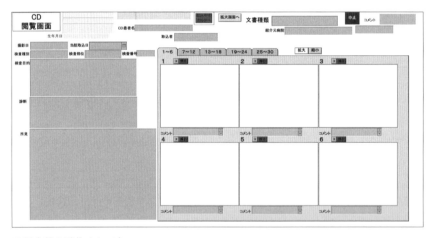

●紹介状の動作イメージ

医療システムではレントゲン写真や診断画像など、診察に関するデータがさまざまなフォーマットの画像ファイルとして管理されています。医療システム間同士を連携する際、画像データをいかに少ない手数で高速に表示できるかが鍵となります。

●実践編

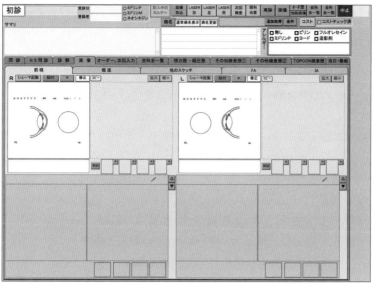

●眼科診療録の動作イメージ

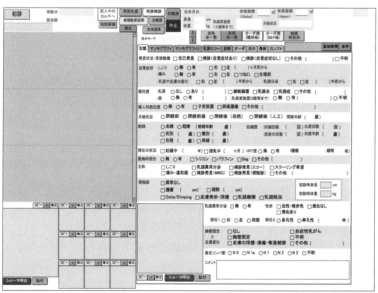

●乳腺外科診療録の動作イメージ

FileMakerでデータベースとして画像を取り扱う場合、次の実装案が考えられます。

オブジェクトフィールドを利用する場合
- オブジェクトフィールドに画像データを直接格納
- オブジェクトフィールドに画像データへのファイルパスを保存（FileMaker Pro 12以降）
- 計算フィールドでオブジェクトタイプを指定し、画像データへのファイルパスを指定

Web ビューアを利用する場合
- WebビューアでHTMLを出力し、<img>要素や<svg>要素で描画
- WebビューアでHTMLを出力し、JavaScriptや<canvas>要素で描画
- WebビューアでデータURLスキームを使用して、画像を描画

オブジェクトフィールドに画像を格納する方法としては、画像ファイルのドラッグ＆ドロップ、オブジェクトフィールドを右クリックし、コンテキストメニューからファイルを選択、クリップボードに保存された画像データを貼り付け、他の FileMaker ファイルからインポートなどがあります。

オブジェクトフィールドに画像を直接格納した場合は、FileMaker データベースファイルから自由に画像データを出し入れできます。反面、FileMaker ファイルに直接バイナリデータを格納するため、ファイルのサイズが大きくなってしまうデメリットがあります。

また、オブジェクトフィールドを使用した場合、FileMaker Pro ファイル同士でないとデータのインポートが行えない欠点があります。大阪医療センターのように、外部データベースから CSV や XML 経由でデータをインポートする場合、オブジェクトフィールドに画像を直接格納することはできません。

そこで、画像の連携には Web ビューアとデータ URL スキームを使用して、Web ビューア上に画像を表示するための HTML を作成して表示する手法を採用しています。

FileMaker の Web ビューアでは、動作している OS に応じて使用されるコンポーネントが異なります。Windows の場合だと Internet Explorer が、Mac OS X や iOS の場合だと、Safari（WebKit）が使用されます。Internet Explorer と Safari ではデータ URL スキームを用いる構文が若干異なります。

そこで Web ビューア内の計算式で Get（システムプラットフォーム）関数を用いて現在 FileMaker が動作している OS を取得し、Choose 関数と Abs 関数を用いて条件分岐を行います。

●実践編

　Get（システムプラットフォーム）関数では、現在 FileMaker が動作している OS を取得することができます。返り値は次のとおりです。

返り値	システムプラットフォーム
1	Intel ベースの Mac の場合
-2	Windows の場合
3	iOS の場合
4	FileMaker WebDirect の場合 ※ FileMaker 13 以降のみ

　富士通 EGMainGX サーバには、画像ファイルへのパスがデータベースに保存されています。画像ファイルへのパスを FileMaker のテキストフィールドに取り込み、Web ビューア内でデータ URL スキームを持ちいて HTML を作成し、<img> 要素で画像ファイルを読み込んでを用いて画像データを表示します。

　Web ビューアを使用した場合、一般的に計算フィールドでオブジェクトタイプとして画像を指定するよりも高速に動作します。また、HTML やスタイルシートで表示する画像の数や、幅・高さの調整が自由に効く分、画像の表現手法については柔軟なカスタマイズが可能です。

オブジェクトフィールドでの画像表示カスタマイズ例
　枠に合わせての表示
- そのままのサイズで表示
- イメージを縮小して表示
- イメージを拡大して表示
- イメージを拡大または縮小して表示

　表示位置の変更（横）
- 左寄せ
- 中央寄せ
- 右寄せ

　表示位置の変更（縦）
- 上寄せ
- 中央寄せ
- 下寄せ

Webビューアでの画像表示カスタマイズ例

CSS で width/height を指定

- 幅・高さを絶対指定（px, mm, cm, in, pt, pc）
- 幅・高さを相対指定（%, em, ex, ch）

画像をブロック要素で囲み、CSS で text-align を指定

- 左寄せ（text-align: left）
- 中央寄せ（text-align: center）
- 右寄せ（text-align: right）

応用例

- margin/padding/position: absolute + top + leftを組み合わせた任意の場所へ画像表示
- 他の画像データや文字データを組み合わせて、重ねて表示
- JavaScriptライブラリと組み合わせて、画像に効果を追加

▶ 画像データの生成

多くの診療録では、診断中にシェーマを呼び出して図を書くことが求められます。残念ながら FileMaker Pro の標準機能では、ブラウズモードでユーザの操作を元に画像データを作成することができません。

FileMaker で画像データを生成する場合、次の実装案が考えられます。

Webビューアを利用する場合

- Webビューアで<canvas>要素とJavaScriptを用いて、画像データを生成
- WebビューアでFlashやActiveXなどのアーキテクチャを利用し、画像データを生成

外部アプリケーションを呼び出し、結果を取得する場合

- 画像データを生成できる外部アプリケーションを起動し、結果を取得する
- ImageMagickやgnuplotなど画像の生成・合成に対応したコマンドを用いて、画像データを生成する

プラグインを使用する場合

- 画像データの作成に対応したプラグインを開発、導入する

医療のシステムでは、多種多様なシェーマが求められます。これらのシェーマは、医療システムに外部アプリケーションとして別に用意されていることがあります。FileMaker からシェーマ画像を外部アプリケーションで生成し、結果を取得する仕組みを作ることで画像データの生成を行います。

●実践編

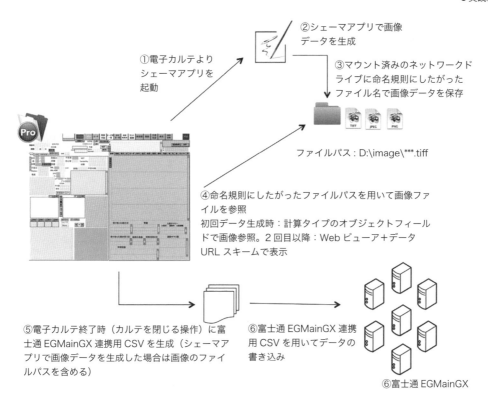

Column　シェーマを自前で実装するには

FileMakerでシェーマを自前で実装する場合は、どれもプログラミングの知識が必要になります。そのなかではWebビューアでCanvasを用いてUIを実装して、結果をクリップボードにコピーして受け取るのが簡単な方法でしょう。Fabric.js (http://fabricjs.com/) などの高機能JavaScriptライブラリを用いることで、さまざまな条件に対応できるUIを作成できます。ノンプログラミングでFileMakerでシェーマを実現する場合は、サードパーティのプラグインを導入するか、FBAに参加しているFileMakerアプリケーションの開発を専門に行っている企業に依頼するなどの方法があります。

FBA(FileMaker Business Alliance)とは、FileMakerアプリケーションの開発を専門に行う企業が所属するグループ。FileMakerアプリケーションの受託開発やコンサルタント、トレーナーなど、幅広い業種の会社が所属している。

URL: http://www.filemaker.com/jp/fba/

| 5 | URLを使用した連携 |

各ベンダーの医療業務支援システムには、WebアプリケーションやWebインターフェースが備えられているものがあります。FileMaker ProからURLに必要な引数を持たせておくことで、目的の業務画面に直接遷移することが可能となります。

▶ URLを使用した連携

次の仕組みについて、URLを使用したシステム間連携を行っています。

連携する情報	連携するデータの種類	連携先
すべての診療録	診察に使用する画像を、URLを使用してWebブラウザで開く	富士通画像格納サーバ
産科診療録	心拍・波形データの画像を、URLを使用してWebブラウザで開く	分娩監視システム(オビスセントラル)

連携先がWebアプリケーションやHTTPプロトコル経由で何らかの実行結果を返すAPIの場合、FileMakerでは次の方法を使って連携できます。

[URLを開く]スクリプトステップ
Webビューアを起動
[URLから挿入]スクリプトステップ(FileMaker Pro 12以降)

▶ [URLを開く]スクリプトステップ

[URLを開く]スクリプトステップでは、引数に指定したURLを処理してOSごとに決められた処理を行います。

OS	実行時の挙動
Windows	Windowsシステムファイル「URL.DLL」に保存された設定を使用して設定されたアプリケーションが起動し、指定されたURLを開く
Mac OS X	システム環境設定で定義されたアプリケーションが起動し、指定されたURLを開く
iOS	スキーマに対応したアプリケーションし、引数として渡されたデータを処理する

URLは計算式を用いて定義できます。大阪医療センターでは、患者のIDを使用して、トーイツ株式会社の分娩監視システムと連携を行っています。

http://(IP アドレス)/ ×××××××××××××× & Common::PJID

●実践編

スクリプトを設定したボタンをクリックすることで、Web ブラウザが起動し、連携先の Web アプリケーションが表示されます。

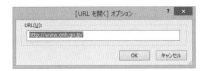

[URLを開く] スクリプトステップを、'ダイアログなしで実行' にチェックを入れないで実行した場合は開きたい URL を指定するオプションダイアログが表示される。URL の初期値は、スクリプトステップオプションで指定した文字列に準拠

▶ [URLを開く] スクリプトステップを使用したアプリケーション間連携

　iOS アプリケーションに設定されたカスタム URL スキームを FileMaker Go から呼び出すことで、FileMaker から iOS の外部アプリケーションにデータを送信できます。iOS の外部アプリケーションからは FileMaker Go に設定されたカスタム URL スキーム（174 頁参照）を呼び出すことで、FileMaker ファイルのスクリプトを実行し、データの読み書きが可能です。

Column　マルチバイト文字を URL の引数に指定したい場合

URL にマルチバイト文字を引数として指定したい場合、URL エンコードしておくと予期しない文字化けなどを防ぐことができます。FileMaker Pro では GetAsURLEncoded 関数を用いることで、任意のテキストを UTF-8 形式の URL エンコード文字列を得ることが可能です。

FileMaker Go でカスタム URL スキームを呼び出す際は［URL を開く］スクリプトステップを使用します。

アプリケーション	カスタム URL スキーム	動作
メール	mailto:	メールを起動し、指定メールアドレス宛てのメールを作成する
SMS	sms:	SMS メッセージを起動し、指定番号宛ての SMS を作成する
電話	tel:	電話を起動し、指定番号に発信する
Maps	maps:	Maps を起動し、該当場所付近の地図を表示する
リマインダー	x-apple-reminder://	リマインダ を起動し、登録する
Twitter	twitter:	Twitter を起動し、指定内容をツイートする
Evernote	evernote:	Evernote を起動し、ノートブックにデータを貼り付ける

外部 iOS アプリケーションから FileMaker Go の FileMaker ファイルに対して処理を指示したい場合は、次のカスタム URL スキームを利用します。

内容	URL 例
デバイス内の「shinryo.fmp12」ファイルを開く	fmp://%7e/shinryo.fmp12
デバイス内の「shinryo.fmp12」ファイルを、特定のアカウントとパスワードを指定して開く	fmp://(アカウント名):(パスワード)@%7e/shinryo.fmp12
192.168.0.1 上に公開されている、共有された「shinryo.fmp12」FileMaker ファイルを開く	fmp://192.168.0.1/shinryo.fmp12
デバイス内の「shinryo.fmp12」ファイルを開き、「open」という名前がついたスクリプトを実行	fmp://%7e/shinryo.fmp12?script=open
デバイス内の「shinryo.fmp12」ファイルを開き、「regist」という名前がついたスクリプトを実行。スクリプト実行時のスクリプト引数に、初期値としての引数を渡す	fmp://%7e/shinryo.fmp12?script=regist&param=(渡したい値)
デバイス内の「shinryo.fmp12」ファイルを開き、「regist」という名前がついたスクリプトを実行。スクリプト実行時の変数に、初期値としての引数を渡す	fmp://%7e/shinryo.fmp12?script=regist&$(変数名)=(渡したい値)

"%7e" はチルダ "~" を URL エンコードしたものです。iOS アプリケーションに設定されたカスタム URL スキームについては、利用したい iOS アプリケーションのマニュアルをご参照ください。

●実践編

▶ Webビューアを起動

　Webビューアの計算式にURLを指定して、Webビューア内でWebアプリケーションを表示したり、APIの実行結果を表示します。WebビューアはFileMakerレイアウトの中に描画されるため、Webブラウザを起動することなくシームレスにWebアプリケーションを操作できます。

　Webビューアでは表示用のオプションを指定することで、ステータス表示用の領域を非表示としたり、引数として渡す文字列をURLエンコードするなどのカスタマイズが可能です。また、インタラクションを許可しないように設定することで、Webビューア内に表示するWebページ/アプリケーションの操作を無効とし、閲覧参照のみで運用ができるようになります。

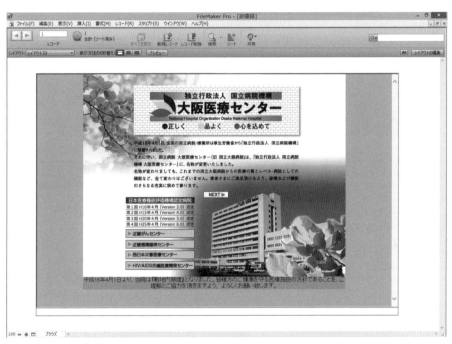

●Webビューアで指定したURLを表示▶FileMakerレイアウトにWebの画面が直接埋め込まれるような表示となる

Column　WebビューアとGetLayoutObjectAttribute関数を用いたデータ取得

GetLayoutObjectAttribute関数は、特定のオブジェクトの属性を取得する論理関数です。Webビューアにオブジェクト名をつけておくことで、Webビューア内で描画したWebアプリケーションや実行結果のテキストをGetLayoutObjectAttribute関数で取得できます。スクリプトトリガとテキスト関数を組み合わせることで、FileMakerに用意されている標準機能のみでWebコンテンツのスクレイピングが可能となります。

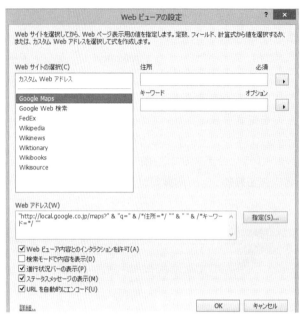

●Webビューアの設定ダイアログ

Web ビューアで指定できるオプションは次のとおりです。

オプション	内容
Web ビューア内容とのインタラクションを許可	Web ビューアに表示している内容に対して、ユーザに操作を許可する。インタラクションを許可した場合は、Web ブラウザと同様に操作が可能。許可しない場合は、右クリックやマウススクロールを含めてすべての操作が不可能になる
検索モードで内容を表示	検索モードで Web ビューアの内容を表示する。表示しない場合、検索モードでは Web ビューア内が空白表示となる
進行状況バーの表示	画面下部にページのロード状況を示す進行状況バーを表示する
ステータスメッセージの表示	画面下部に読み込みメッセージやエラーメッセージ、セキュリティのステータスを示すステータスメッセージを表示する領域を常に表示する
URL を自動的にエンコード	URL 中に含まれる特殊文字 (記号、マルチバイト文字) をエンコードする

●実践編

▶ [URLから挿入]スクリプトステップ

[URLから挿入]スクリプトステップは、FileMaker Pro 12以降でサポートされたスクリプトステップです。連携先のWebアプリケーションやAPIからデータを取得してFileMakerに格納する際に使用します。このスクリプトステップは、FileMaker Pro 13以降でPOSTリクエストに対応しました。

スクリプトステップオプションにURLを指定することで、URL先のデータをフィールドに挿入できます。HTML Webページの場合は、HTMLのソースコードを取得します。

サポートされているプロトコルは次のとおりです。

プロトコル名	内容	FileMaker Pro 12	FileMaker Pro 13
http	通常のHTTP接続	○	○
https	SSL/TLSプロトコルによって提供されるセキュアなHTTP接続	○	○
httppost	HTTPでのPOSTリクエスト送信		○
httpspost	HTTPSでのPOSTリクエスト送信		○
ftp	ファイル転送用プロトコル	○	○
ftps	SSL/TLSプロトコルによって提供されるセキュアなFTP接続	○	○
file	ローカルファイルへの参照	○	○

https、httpspost、ftpsを利用する上での注意点

FileMakerの[URLから挿入]スクリプトステップでは、証明書の検証が行われません。秘匿性の高いデータを送信する場合は、[URLを開く]スクリプトステップやWebビューアなど、証明書の検証が行える方法を用いるべきです。

FileMaker 12以前では、直接POSTリクエストを用いたデータ通信を行うことができません。FileMakerからPOSTリクエストを行うには、cURLなどの外部アプリケーションを使用するか、サードパーティ製のFileMakerプラグインを用いる必要があります。

cURL（The MIT Licenseのもとで公開されているオープンソースソフトウェア。URL: http://curl.haxx.se/）とはWindows, Mac OS X, FreeBSD, Linuxなど、幅広いプラットフォームで動作する、URLシンタックスを用いてファイルの送受信を行うコマンドラインツールです。HTTPやHTTPSのほか、FTP, SCP, SFTP, TELNET, IMAP, LDAPなどさまざまなプロトコルに対応しています。

サードパーティ製プラグインとしては、Troi Automatisering社が販売しているTroi URL Plug-in（http://www.troi.com/software/urlplugin.html）が知られています。

```
<html><head>
<title>●●●●●●●●●●●●●●●●●●●AZ●●●●</title>
<meta http-equiv="Content-Type" content="text/html; charset=Shift_JIS">
<META HTTP-EQUIV="Refresh" CONTENT="7; url=mokuji/mokuji.html">
<!-- ImageReady Preload Script (index.psd) -->
<script type="text/javascript">
<!--

function newImage(arg) {
        if (document.images) {
                rslt = new Image();
                rslt.src = arg;
                return rslt;
        }
}

function changeImages() {
        if (document.images && (preloadFlag == true)) {
                for (var i=0; i<changeImages.arguments.length; i+=2) {
                        document[changeImages.arguments[i]].src = changeImages.arguments[i+1];
                }
        }
}

var preloadFlag = false;
function preloadImages() {
        if (document.images) {
                index_06_over = newImage("images/index_06-over.gif");
                index_09_over = newImage("images/index_09-over.gif");
                index_11_over = newImage("images/index_11-over.gif");
                index_13_over = newImage("images/index_13-over.gif");
                preloadFlag = true;
        }
}

// -->
</script>
<!-- End Preload Script -->
<link href="iryou.css" rel="stylesheet" type="text/css">
</head>
<body bgcolor="#CCCCCC" leftmargin="0" topmargin="0" marginwidth="0" marginheight="0" onLoad="preloadImages();">
<table width="760" border="0" align="center" cellpadding="0" cellspacing="0" id="Table_01">
        <tr>
                <td rowspan="11">
                        <img src="images/index_01.jpg" width="124" height="572" alt=""></td>
                <td height="181" colspan="2">
```

●URLから挿入スクリプトステップの実行例

●実践編

6 HTMLを使用した連携

CSVやXMLといった汎用的なデータ形式が提供されておらず、HTMLを用いたデータの連携が必要となる場合があります。とくに医療情報の提出物や情報公開ではHTMLが使用されているものが多く、これらのデータを取得・送信するには工夫が必要です。

▶ HTMLを使用した連携

次の仕組みについて、HTML を使用したシステム間連携を行っています。

連携する情報	連携するデータの種類	連携先
すべての診療録	診察に使用する画像を、URL を使用して Web ブラウザで開く	医用画像保管システム Plissimo

　医療情報の提出物や情報公開では HTML が使用されているものが多く、フォーマットも独自仕様が多いため一元化には向きません。可能なかぎり同じ情報を2回入力することを避けるため、HTML に入力されている情報は取り出し、FileMaker に入力されている情報は HTML に書き出せるような仕組みが欲しいところです。

　FileMaker では HTML でのデータエクスポートのみ対応しており、インポートするには何かしらデータ変換や工夫を行う必要があります。FileMaker で HTML と連携する場合、次の実装案が考えられます。

実装案	Windows	Mac OS X	iOS
外部プログラムで HTML を処理し、データを取り込む	○	○	△
FileMaker のプラグインを使用。サードパーティ製のプラグインをインストールしたり、自分でプラグインを開発する	○ *	○ *	×
スクリプトや計算式で HTML を処理し、任意のデータを抽出する	○	○	○

* Windows 版と Mac OS X 版で同じプラグインを動作させたい場合、それぞれの OS 上でプラグインのソースコードをビルドしコンパイルする必要がある

▶ 外部プログラムでHTMLを処理し、データを取り込む

　HTML のパーシングやデータ変換が可能な外部コマンド、アプリケーション、Web アプリケーションと連携し、データを取り込む方法です。

プログラミング言語を用いて、HTMLから任意の情報を抽出するコマンドを作成する

FileMakerの標準機能では正規表現が利用できないため、正規表現や文字列操作に長けたライブラリが多数用意されているプログラミング言語を用いて、HTMLから任意の情報を抽出するコマンドを作成します。各実行環境で動作するプログラミングの知識が必要になりますが、フォーマットが一定しないHTMLソースでもある程度自由に情報を抽出することが可能です。

プログラミング言語やアルゴリズムを選定することで、高速な動作が期待できます。多量のデータを操作する場合や、動作スピードが求められる場合に向きます。

HTMLからの情報の取り出しに対応したアプリケーションと連携し、結果を取得する

Microsoft Excelなど、HTMLファイルを直接開いて情報の取り出しが可能なアプリケーションと連携し、FileMaker側で結果を取得します。連携するアプリケーションによっては、マクロなどの処理の自動化を行うための知識が必要になります。第三者が提供するアプリケーションの場合、バージョンアップで影響を受ける可能性があるため注意が必要です。

すでに利用者の環境に該当ソフトウェアがインストールされている場合は、環境の準備なしに利用できます。

Googleドキュメントなど、データ変換に対応したWebアプリケーションと連携し、FileMakerでレコードのインポートが可能なフォーマットに変換する

データ変換に対応したWebアプリケーションと連携し、CSV形式やFMPXMLRESULT文法のXMLなど、FileMakerでレコードのインポートが可能なフォーマットに変換します。GoogleドキュメントではHTMLを直接開くことが可能です。単純な表形式のHTMLであればそのままCSVに、複雑な要素からなるHTMLの場合は、プログラミング知識が必要になりますがGooglle App Engineを利用することで任意のデータ形式に加工・変換できます。

Webアプリケーションと連携することになるため、ネットワーク接続が必須となります。ネットワーク接続さえあれば実行環境を問わず利用できるため、多数多種類のFileMakerクライアントが使用される環境に向いています。機密性の高いデータや多量のデータを処理する際は、他の方法を採用した方がよいでしょう。

▶ **FileMakerのプラグインを使用—サードパーティ製のプラグインをインストールしたり、自分でプラグインを開発する**

FileMakerにプラグインを導入し、機能の拡張を図ります。サードパーティ製のプラグインを利用するか、独自でプラグインの開発を行います。独自でプラグインの開発を行う場合は、C言語またはC++言語を用いて実装を行います。Windows向けとMac OS向けにそれぞれビルド、コンパイルが実施できる開発環境を用意する必要があります。

カスタムプラグインを作成する際は、テンプレートを用いると便利です。カスタムプラグ

●実践編

インのテンプレートは http://content.24usoftware.com/PlugInTemplate よりダウンロードできるほか、FileMaker Pro Advanced のインストール CD に付属しています。

▶ スクリプトや計算式でHTMLを処理し、任意のデータを抽出する

　スクリプトや計算式で HTML を処理し、任意のデータを抽出します。FileMaker の標準関数やスクリプトステップのみを使うため、FileMaker Pro や FileMaker Go がインストールされていれば他の環境を準備することなく利用できます。

　HTML の取得には、CSV や XML などの外部データインポート経由か、[URL から挿入] スクリプトステップか、Web ビューアを使用します。先述のとおり、FileMaker には正規表現や HTML のパースのために用意された文字列操作関数が用意されていないため、Let 関数や Position 関数、PatternCount 関数などを駆使してデータを抽出することになります。

データの取得手順

　CSV や XML で HTML をインポートする場合は、1つのフィールドに HTML データを格納する形となります。引用符や <、> の取り扱いに注意しましょう。

　FileMaker にインポート後、フィールド内に HTML のデータそのものが格納されます。Web ビューア経由で取得する場合、次の準備が必要です。

- オブジェクト名を割り当てた、Web ビューアレイアウトオブジェクト
- HTML ファイルの配置方法について - ローカル環境に HTML ファイルを配置するか、NAS などの共有領域に配置するか、Web サーバ上にファイルを配置して http または https 経由で取得するか

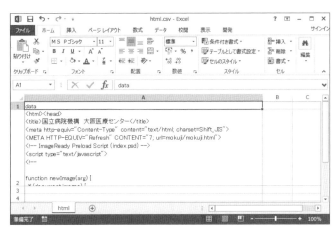

●CSVでインポートする場合

```xml
▼<FMPXMLRESULT xmlns="http://www.filemaker.com/fmpxmlresult">
  <ERRORCODE>0</ERRORCODE>
  <PRODUCT BUILD="04-17-2014" NAME="FileMaker" VERSION="ProAdvanced 13.0v3"/>
  <DATABASE DATEFORMAT="Yyyy/m/d" LAYOUT="" NAME="1.fmp12" RECORDS="1" TIMEFORMAT="k:mm:ss "/>
  ▼<METADATA>
    <FIELD EMPTYOK="YES" MAXREPEAT="1" NAME="data" TYPE="TEXT"/>
  </METADATA>
  ▼<RESULTSET FOUND="1">
    ▼<ROW>
      ▼<COL>
        ▼<DATA>
          ▼<![CDATA[
            <html><head><title>国立病院機構　大阪医療センター</title><meta http-equiv="Content-Type" content="text/html; charset=Shift_JIS"><META HTTP-
            EQUIV="Refresh" CONTENT="7; url=mokuji/mokuji.html"> <!-- ImageReady Preload Script (index.psd) --><script type="text/javascript"><!--function
            newImage(arg) { if (document.images) { rslt = new Image(); rslt.src = arg; return rslt; }}function changeImages() { if (document.images && (preloadFlag ==
            true)) { for (var i=0; i<changeImages.arguments.length; i+=2) { document[changeImages.arguments[i]].src = changeImages.arguments[i+1]; } }}var
            preloadFlag = false;function preloadImages() { if (document.images) { index_06_over = newImage("images/index_06-over.gif"); index_09_over =
            newImage("images/index_09-over.gif"); index_11_over = newImage("images/index_11-over.gif"); index_13_over = newImage("images/index_13-
            over.gif"); preloadFlag = true; }}// --></script><!-- End Preload Script --><link href="iryou.css" rel="stylesheet" type="text/css"></head><body
            bgcolor="#CCCCCC" leftmargin="0" topmargin="0" marginwidth="0" marginheight="0" onLoad="preloadImages();"><table width="760" border="0"
            align="center" cellpadding="0" cellspacing="0" id="Table_01"> <tr> <td height="181" colspan="2"> <img src="images/index_01.jpg" width="124" height="572"
            alt=""></td> <td height="181" colspan="2"> <img src="images/index_02.jpg" width="513" height="181" alt="独立行政法人 国立病院機構　大阪医療センタ
            ー"></td> <td rowspan="11"> <img src="images/index_03.jpg" width="123" height="572" alt=""></td> </tr> <tr> <td height="144" colspan="2"> <img
            src="images/index_04.jpg" width="513" height="144" alt=""></td> </tr> <tr> <td colspan="2"> <img src="images/index_05.jpg" alt="日本医療機能評価
            機構認定病院" width="513" height="113" border="0" usemap="#menu"></td> </tr> <tr> <td> <a href="seisaku/cancer/index.html"
            onmouseover="changeImages('index_06', 'images/index_06-over.gif'); return true;" onmouseout="changeImages('index_06', 'images/index_06.gif'); return
            true;" onmousedown="changeImages('index_06', 'images/index_06-over.gif'); return true;" onmouseup="changeImages('index_06', 'images/index_06-
            over.gif'); return true;"> <img name="index_06" src="images/index_06.gif" width="199" height="24" border="0" alt="近畿がんセンター"></a></td> <td
            rowspan="8"> <img src="images/index_07.jpg" width="314" height="134" alt=""> </td> <td> <img src="images/index_08.jpg" width="199"
            height="6" alt=""></td> </tr> <tr> <td> <a href="seisaku/circulation/index.html" onmouseover="changeImages('index_09', 'images/index_09-over.gif');
            return true;" onmouseout="changeImages('index_09', 'images/index_09.gif'); return true;" onmousedown="changeImages('index_09', 'images/index_09-
            over.gif'); return true;" onmouseup="changeImages('index_09', 'images/index_09-over.gif'); return true;"> <img name="index_09"
            src="images/index_09.gif" width="199" height="24" border="0" alt="近畿循環器病センター"></a></td> </tr> <tr> <td> <img src="images/index_10.jpg"
            width="199" height="6" alt=""></td> </tr> <tr> <td> <a href="#" onmouseover="changeImages('index_11', 'images/index_11-over.gif'); return true;"
            onmouseout="changeImages('index_11', 'images/index_11.gif'); return true;" onmousedown="changeImages('index_11', 'images/index_11-over.gif');
            return true;" onmouseup="changeImages('index_11', 'images/index_11-over.gif'); return true;"> <img name="index_11" src="images/index_11.gif"
            width="199" height="24" border="0" alt="西日本災害医療センター"></a></td> </tr> <tr> <td> <img src="images/index_12.jpg" width="199" height="6"
            alt=""></td> </tr> <tr> <td> <a href="khac/index.html" onmouseover="changeImages('index_13', 'images/index_13-over.gif'); return true;"
            onmouseout="changeImages('index_13', 'images/index_13.gif'); return true;" onmousedown="changeImages('index_13', 'images/index_13-over.gif');
            return true;" onmouseup="changeImages('index_13', 'images/index_13-over.gif'); return true;"> <img name="index_13" src="images/index_13.gif"
            width="199" height="24" border="0" alt="HIV／AIDS先端医療開発センター"></a></td> </tr> <tr bgcolor="#66CC66"> <td colspan="4" class="iryoucenter"> <div align="center" class="caption">平成16年4月1日より、
            当院は『敷地内禁煙』となりました。皆様方のご健康を守る医療施設の方針であることを、ご理解とご協力を頂きますよう、よろしくお願い致します。 </div></td>
            </tr></table><map name="menu" id="menu"> <area shape="rect" coords="1,41,199,59" href="an-nai/soukatsu.html" alt="第1回 H11年4月　(Version
            2.0) 認定 "> <area shape="rect" coords="2,58,201,75" href="an-nai/new-soukatsu.html" alt="第2回 H16年4月　(Version 4.0) 認定 "><area shape="rect"
            coords="224,6,297,24" href="mokuji/mokuji.html" alt=""><area shape="rect" coords="1,74,198,90" href="an-nai/soukatsu_2008.html"><area
            shape="rect" coords="2,91,199,107" href="mokuji/images/certificate.pdf" target="_blank"></map></body></html>
          ]]>
        </DATA>
      </COL>
    </ROW>
  </RESULTSET>
</FMPXMLRESULT>
```

XMLでインポートする場合。CDATAで囲む

FileMakerにインポート後のHTMLデータ

●実践編

　WebビューアレイアウトにオブジェクトLlを割り当てることで、HTMLのソース情報を取得できます。Webビューアを用いたHTML取得ソースの手順は次のとおりです。

（1）レイアウトモードに切り替え

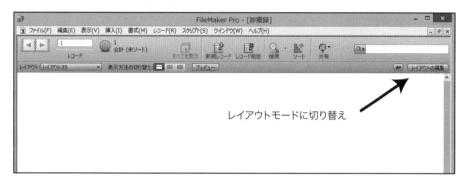

（2）■または［挿入］→［Webビューア］より、Webビューアを選択

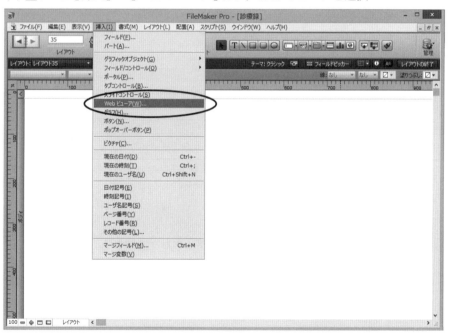

（3）Web ビューアの計算式に、HTML ファイルへのパスを記述

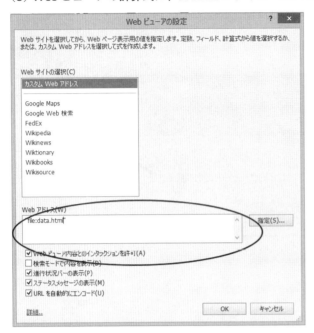

	ファイルパス接頭辞	サンプル
ローカルファイル	file://	(Windows) file:///c:/sample.html (Mac OS X) file:///Users/(ユーザ名)/sample.html
HTTP 経由	http:// または https://	http://192.168.0.1/sample.html

FileMaker の Web ビューアでは、ファイルのパスではなく、URL を解決するように設計されています。このため、filewin:/ や filemac:/ は利用できず、file:// を使用する必要があります。

（4）[OK]ボタンをクリックし、Web ビューアの設定ダイアログを閉じる

●実践編

(5) 🛈 またはメニューより、インスペクタを表示

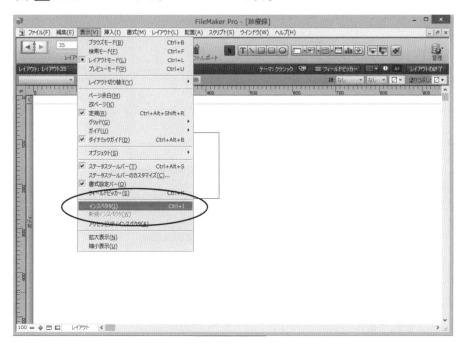

(6) インスペクタの[位置]タブをクリック

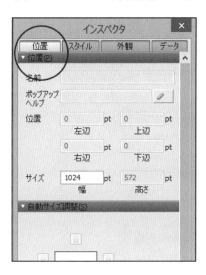

(7) インスペクタを表示した状態で、オブジェクト名をつけたいWebビューアを選択

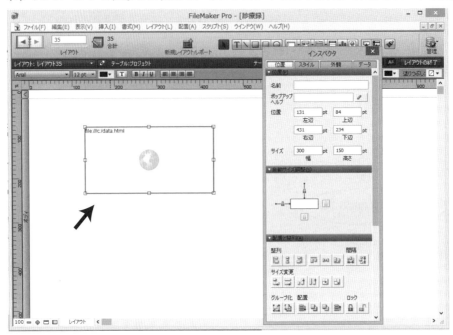

(8) オブジェクト名に、任意の名前を入力して[Enter]キーを押す

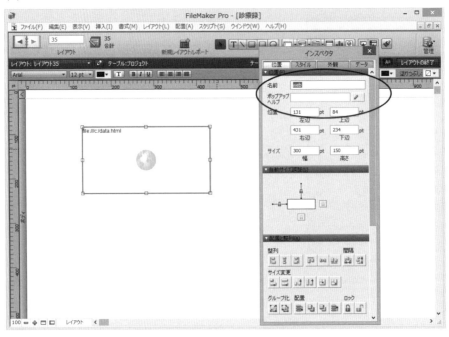

1つのレイアウトに同じオブジェクト名を割り当てることはできません

●実践編

　オブジェクト名を割り当てた後は、GetLayoutObjectAttribute 関数で HTML のソースコードを取得できます。書式は次のとおりです。

GetLayoutObjectAttribute (オブジェクト名 ; 属性名 {; 繰り返し回数 ; ポータル行番号 })

　Web ビューアのオブジェクト名に「web」を付けた場合、次の関数で Web ビューアに表示されている HTML のソースコードを取得できます。

GetLayoutObjectAttribute ("web"; "content")

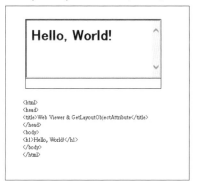

GetLayoutObjectAttribute 関数を用いて、HTML ソースコードを取得

　GetLayoutObjectAttribute 関数では、Web ビューアで HTML のロードが完了後にはじめてデータを取得できるようになります。HTML のデータを確実に行うには、スクリプトトリガや [スクリプトの一時停止 / 再開] スクリプトステップを用いたタイマー処理などを併用するとよいでしょう。
　取得した HTML ソースに対して、任意の情報を取得します。簡単な HTML ソースコードの場合は計算フィールドで。複雑な HTML ソースコードの場合はスクリプトを用いて情報を取得します。

165

HTMLからの情報取得手順 - 簡単なHTMLの例

HTMLソースのサンプルは次のとおりです。

```
<html>
<head>
<title>HTML から情報を抽出 </title>
</head>
<body>
<h1>Hello, FileMaker!</h1>
</body>
</html>
```

ここから、<h1> 要素内の大見出しテキストである「Hello, FileMaker!」の情報を取得したいとします。計算フィールドやスクリプト内で使用する計算式は、次のとおりです。

計算式で参照するHTMLソース本文は、「html」フィールドに格納しているものとします。

```
Middle
(
  html ;
  Position ( html ; "<h1>" ; 1 ; 1) +4 ;
  Position ( html ; "</h1>" ; 1 ; 1) - Position ( html ; "<h1>" ; 1 ; 1) -4
)
```

Middle 関数とは、任意の文字列から特定文字数分のテキストを取得するための関数です。戻り値として、指定した範囲のデータがテキストタイプで返ります。構文は次のとおりです。

Middle (テキスト ; 先頭文字位置 ; 文字数)

引数	内容
テキスト	任意のテキストデータ、テキストタイプのフィールドを指定
先頭文字位置	取得する文字列の開始位置を数値データ、数字タイプのフィールドで指定
文字数	取得したい文字列の長さを数値データ、数字タイプのフィールドで指定

Position 関数とは、指定した文字列がテキスト中のどの位置に出現しているかを取得する関数です。戻り値として、条件に一致した文字列の位置が数字タイプで返ります。構文は次のとおりです。

●実践編

Position (テキスト ; 検索テキスト ; 先頭文字位置 ; 回数)

引数	内容
テキスト	任意のテキストデータ、テキストタイプのフィールドを指定
検索テキスト	検索したい文字列をテキストデータ、テキストタイプのフィールドで指定
先頭文字位置	検索開始位置を数値データ、数字タイプのフィールドで指定
回数	検索テキストが複数回出現する場合、何回目に出現した箇所を取得・指定するための引数。1 以上または -1 以下の数値を指定。負の数を指定した場合は検索開始位置から反対方向に検査が行われる

　まず、Middle 関数の第1引数には GetLayoutObjectAttribute 関数で取得した HTML
ソースが格納される「html」フィールドを指定します。Middle 関数の第2引数には、
Position 関数で <h1> が最初に出現する文字列の位置を指定します。<h1> で囲まれた文
字列を取得したいため Position 関数の返値に4を足して、<h1> が取得されないようにし
ています。

　最後に、Middle 関数の第3引数には </h1> が最初に出現する文字列の位置を指定します。
Middle 関数の第3引数は、取得したい文字列の長さを指定します。そのまま Potision 関
数で </h1> の位置を使用すると HTML ソースの先頭からの文字列位置が取得されてしま
うため、<h1> の開始位置を引いた値を使用します。

　この計算式を用いることで、<h1> と </h1> で囲まれた値「Hello, FileMaker!」を取得す
ることができます。タグの部分や Position 関数の第4引数を調整することで、他のタグに
囲まれた文字列を取得することが可能です。

HTMLからの情報取得手順 - Letを使った計算式の簡易化

　計算式内で Let 関数を用いることで、計算式内で変数を自由に宣言・使用することがで
きます。Let 関数で計算をまとめることで計算式内の見通しがよくなり、メンテナンス性が
向上します。Let 関数を用いて、式を簡略化してみましょう。

　Let 関数とは、関数内部でローカル変数やグローバル変数を定義・設定し、任意の計算式
を実行するための関数です。戻り値は、計算式に指定した内容に依存します。構文は次のと
おりです。

167

Let ({[} 変数 1 = 式 1 {; 変数 2 = 式 2...]}; 計算)

引数	内容
変数	角カッコ [ ] で囲み、セミコロンで区切ることで複数の変数を宣言できる
式	任意の計算式。フィールド、スクリプト変数、Let 関数の第 1 引数で宣言した変数を使用できる
計算	任意の計算式。フィールド、スクリプト変数、Let 関数の第 1 引数で宣言した変数を使用できる

　計算式の途中で複数個の計算や変数を用いる場合、そのまま式を記述してしまうと冗長になってしまい、あとから式を見直した場合に計算の内容把握が困難となります。あらかじめ Let 関数を用いて役割ごとに変数を宣言し、計算式自体はシンプルになるように設計することで、計算式全体で行っている処理の把握が簡単に行えるようになります。

　先ほどの HTML から <h1> 要素内の文字列を抜き出すのと同条件で、汎用性を考慮した計算式を Let 関数を使って書き直します。

```
Let
(
  [
    tagName = "h1";
    start = Position ( html ; "<" & tagName & ">" ; 1 ; 1) + Length (tagName) + 2;
    numberOfCharacters = Position ( html ; "</">" ; 1 ; 1) - start
  ]
  ;
    Middle ( html ; start ; numberOfCharacters )
)
```

　この式では、ローカル変数「tagName」が最初に出現した箇所の、開始タグと終了タグに囲まれた値を取得します。ほかの要素名を指定する場合は、ローカル変数「tagName」に指定する要素名を書き換えるだけで動作します。

　Let 関数の第 1 引数に "[" と "]" を用いて、複数のローカル変数を定義しています。ここでは 3 つのローカル変数を宣言しました。

●実践編

宣言したローカル変数	内容
tagName	タグ要素名を指定
start	html フィールドに格納されているソースコード中、tagName が最初に出現する箇所の位置を計算して格納
numberOfCharacters	html フィールドに格納されているソースコード中、tagName で指定した要素名の開始タグ、終了タグに囲まれた文字列の長さを計算・格納

　Let 関数を用いることで、この計算式の大部分は Middle 関数による文字列の部分取得からなっていることが一目でわかるようになりました。Middle 関数に指定している引数は、Let 関数の第1引数に指定されているローカル変数とその計算式を見ることで、何が行われているかを把握できます。

HTMLからの情報取得手順 - 複数の要素からなる HTMLから情報を抽出

　同一要素が複数回出現する HTML では、Position 関数の第4引数を変更することで取得したい情報が格納されている要素を特定することができます。

　HTML ソースのサンプルは次のとおりです。

```
<html>
<head>
<title> 複数の要素からなる HTML から情報を抽出 </title>
</head>
<body>
<p>1 番目の段落 </p>
<p>2 番目の段落 </p>
<p>3 番目の段落 </p>
</body>
</html>
```

169

このうち、2番目の <p> 要素内の文字列を取得するには Position 関数の第4引数を「2」に変更します。この修正を行うことで、1回目に出現する <p> は無視され、2回目に出現する <p> と </p> に囲まれた文字列を取得できるようになります。

```
Let
(
  [
    tagName = "p";
    start = Position ( html ; "<" & tagName & ">" ; 1 ; 2 ) + Length (tagName) + 2;
    numberOfCharacters = Position ( html ; "</">" ; 1 ; 2 ) - start
  ]
  ;
    Middle ( html ; start ; numberOfCharacters )
)
```

HTMLからの情報取得手順 - 複雑な要素からなる HTML から情報を抽出

<div> 要素や <table> 要素が複雑に絡み合った HTML ソースでは、HTML 内よりタグの出現回数や規則性を見いだすところから始めます。取得したい要素が何番目に出現するかといった、ある程度の規則性が認められれば、同じような方法で情報の取得が可能です。

ここでは次の HTML ソースから、1番目の患者名を取得したいとします。

```
<html>
<head>
<title> 複雑な要素からなる HTML から情報を抽出 </title>
</head>
<body>
<table>
<thead>
<tr><th> 患者番号 </th><th> 患者名 </th></tr>
</thead>
<tbody>
<tr><td>000000001</td><td> 富田宏昭 </td></tr>
<tr><td>000000002</td><td> 山田伸明 </td></tr>
</tbody>
</table>
</body>
</html>
```

●実践編

　ソースコードをよく読むと、患者名に対応する情報は2の倍数の <td> 要素に格納されていることがわかります。Let 関数内で定義しているのローカル変数「tagName」を td に修正し、Position 関数の第4引数を2に修正することで、2回目に出現する <td> と </td> に囲まれた文字列を取得できるようになります。

```
Let
(
  [
     tagName = "td";
     start = Position ( html ; "<" & tagName & ">" ; 1 ; 2) + Length (tagName) + 2;
     numberOfCharacters = Position ( html ; "</>" ; 1 ; 2) - start
  ]
  ;
     Middle ( html ; start ; numberOfCharacters )
)
```

　<table> が使われている HTML から任意の情報を取り出したい場合、複雑な文字列処理を行う必要が多々あります。そのまま計算式を組み立てようとした場合、どうしても計算式が冗長になる場合があります。可能であれば HTML ソース中、何かの文字列を区切りとして必要な部分と不要な部分を切り分けられるかを検討し、必要な文字列処理を軽減できないかを考えてみましょう。

Column　ローカル変数とグローバル変数

変数には「ローカル変数」と「グローバル変数」の2種類があります。ローカル変数は実行中のスクリプトやスクリプトステップでのみ使用でき、スクリプトの終了時に変数内の値は消去されます。グローバル変数はファイルが閉じられるまで利用できます。一見、グローバル変数の方が便利に見えますが、グローバル変数は「どこで値が設定され」「どこでその値が使用されるか」を追うことが難しくなる欠点を抱えています。この問題は、ファイルの規模が大きくなればなるほど顕在化してきます。対してローカル変数は、設定・使用時の範囲が限定されるため、修正時の影響を最小限にとどめることが可能です。管理上の問題から、なるべくグローバル変数は使用せず、ローカル変数のみを用いるように心がけたほうがよいでしょう。

HTMLからの情報取得手順 - 要素名とidを指定してHTMLから情報を抽出

　HTML ソース内の要素に ID やクラス名など、情報を特定できる識別子が振られている場合はこれらの情報を用いて情報を取得しやすくできます。

　HTML ソースのサンプルは次のとおりです。

```
<html>
<head>
<title> 要素名と id を指定して HTML から情報を抽出 </title>
</head>
<body>
<table>
<tr>
        <th> 患者番号 </th>
        <td id="kanjaNo">000000001</td>
</tr>
<tr>
        <th> 患者名 </th>
        <td id="kanjaName"> 富田宏昭 </td>
</tr>
</tbody>
</table>
</body>
</html>
```

●実践編

　このサンプルでは、患者番号が入力されている <td> の要素の id 属性に「kanjaNo」が、患者名が入力されている <td> 要素の id 属性に「kanjaName」が割り当てられています。先ほどの Let 関数（）を使用した計算式を、任意の要素・id 属性値から文字列を取り出せるように改良してみましょう。

```
Let
(
  [
    tagName = "td";
    htmlId = "kanjaNo" ;
      start = Position ( html ; "<" & tagName & " id=\"" & htmlId & "\">" ; 1 ; 1) + Length (tagName) + 2 +
Length (htmlId) + 6;
    htmlTemp = Middle ( html ; start ; Length ( html ) ) ;
    numberOfCharacters = Position ( htmlTemp ; "</">" ; 1 ; 1) - 1
  ]
  ;
    Middle ( html ; start ; numberOfCharacters )
)
```

　Middle 関数を用いて文字列の部分取得を行っている点は、これまでの方法とほぼ同じです。ここでは一度 id 属性値を用いて、必要な HTML ソースを部分的に切り出している箇所がポイントとなります。ほかの要素名や id を指定する場合は、ローカル変数「tagName」および「htmlId」に指定する文字列を書き換えるだけで動作します。

　なんらかの事情で外部プログラムやプラグインを利用できない場合は、上記の例のように文字列関数を複数回組み合わせて任意の情報を取得する処理を記述していきます。HTML の仕様が頻繁に変わる場合でも、該当の計算式のみを注視・変更するようにすることで他の処理に大きな影響を与えることなく運用しながら修正を行うことができます。

用語解説

▶ OCHIS
Osaka Community Healthcare Information System。特定非営利活動法人ヘルスケアネットワークが運営する電子紹介状システム。インターネットを介しての紹介状や、必要な情報・画像ファイルの連携が可能。URL: http://sas.ochis-net.jp/

▶ FMPXMLRESULT 文法
FMPXMLRESULT 文法の仕様詳細については、FileMaker ヘルプの「サポートされているインポートおよびエクスポートファイルフォーマット > XML FMPXMLRESULT 文法」をご参照ください。URL: http://www.filemaker.com/help/13/fmp/ja/html/import_export.17.33.html

▶ カスタム Web 公開
FileMaker Server に用意されている、FileMaker データベースを Web 技術で公開するための機能。最新のバージョンでは、FileMaker を XML で連携するための XML Web 公開と、PHP で連携するための PHP Web 公開の 2 つが搭載されています。XML Web 公開では FMPXMLRESULT 文法が中心に。PHP Web 公開では FMRESULTSET 文法が中心に利用されます。

▶ カスタム URL スキーム
iOS アプリケーションには、アプリケーションごとにカスタム URL スキームを設定できる。たとえば FileMaker Go の場合、外部アプリケーションからインターネットプロトコルに「fmp://」または「fmp7://」を指定することで FileMaker ファイルを開くことができる。FileMaker Go のカスタム URL スキームではこのほかに、スクリプトを実行したり、ローカル変数に値を渡すといったことが可能。

▶ XSLT
XSLT（XSL Transformations）とは、W3C により標準化された XML 文書の変換言語。XML のスタイルシート。XML 文書を任意の文法やフォーマットに変換できる。URL: http://www.w3.org/TR/xslt

▶ SVG
SVG（Scalable Vector Graphics）とは、XML をベースにする 2 次元ベクターイメージの画像形式。テキストデータのため、メモ帳などのエディタで画像編集が可能。画像データではなくベクターデータを使用するため、拡大や縮小をしても劣化が発生しないメリットがある。Web ブラウザでは、Internet Explorer（9 以降）、Firefox（1.5 以降）、Google Chrome、Safari（3.0 以降）などで SVG の表示に対応している。

▶ Canvas
HTML5 で策定された、Web ブラウザ上で 2D グラフィックスを描く仕様。HTML と JavaScript のみで、図形やグラフを描画できる。Canvas で簡単に図形描画をおこなうための JavaScript ライブラリも、サードパーティより数多く公開されている。URL: http://www.w3.org/TR/2dcontext/

●用語解説

▶ **データ URL スキーム**

RFC2397 で定義された、URL 経由でデータを埋め込むための URL スキーム。HTML 文書や画像データをテキスト形式として URL に埋め込んで使用する。FileMaker の Web ビューアにデータ URL スキームを直接流し込むことで、HTML ファイルや Web サーバを用意することなく、Web 技術を用いた表現が可能になる。URL: https://www.ietf.org/rfc/rfc2397.txt

▶ **オブジェクトフィールドのバイナリデータ外部保存**

FileMaker Pro 12 以降では、オブジェクトフィールドに格納されるバイナリデータを指定したディレクトリ上で管理できるようになった。これにより、FileMaker 上でオブジェクトフィールドに直接画像ファイルを格納しても画像ファイル自体は指定したディレクトリにコピーされ、FileMaker ファイルにはパス情報のみを保存し、ファイルサイズの肥大化を防ぐことが可能となる。

▶ **Choose 関数**

複数の整数値に従って、1 つの値を返す論理関数

▶ **Abs 関数**

数値の絶対値を返す数字関数

索引

A

Abs 関数 *175*
ACSYS *111*
AppleScript *124*
［AppleScript を実行］ *122*

C

Canvas *174*
Choose 関数 *175*
CSV *111*
cURL *155*

D

DACS *34*
DDE *124*
［DDE を送信］ *121*

E

ER *44*
　—経過表 *45, 47*
EUC → エンド・ユーザーコンピューティ
　ング
［Event を送信］ *121*
ExecuteSQL *143*
EXpath *111*

F

FileMaker *27*
FileMaker Go *152*
FileMaker Server *115*
fmapp *134*
fmiwp *134*
FMPDSORESULT *129*

fmphp *134*

fmphp *134*
FMPXMLLAYOUT *129*
FMPXMLRESULT *129*
FMPXMLRESULT 文法 *174*
fmreauthenticate10 *134*
FMRESULTSET *129*
fmwebdirect *134*
fmxdbc *134*
fmxml *134*
Future Net *111*

G

GetAsURLEncoded *151*
GetLayoutObjectAttribute *153*

H

HL7 *79*
HTML
　—からの情報取得手順 *165, 169, 170, 171*
　—連携 *157*

I

Institutional Computing *99*

M

Medical Markup Language *79*
MML *79*
MySQL *115*

N

NEXUS *111*

索引

O

OCHIS *174*
ODBC *132*
ODBC/JDBC *133*
openEHR *61*
openEHRArchtype *61*
Organizational Computing *99*
ORSYS *111*

P

Plissimo *111*
PrimeVita *111*

S

SSMIX *79*
Staff Computing *99*
Standardized Structured Medical record
　　information eXchange → SSMIX
SVG *174*

U

URL *150*
URL エンコード *151*
URL から挿入 *155*
［URL を開く］ *122, 150*

W

Web ビューア *153*
　画像データ生成 *148*

X

XML *115, 129*
　—を使用した連携 *129*
XSLT *174*

Y

Yahgee *34*

あ

アジャイル *92*

い

医師権限　オーダー *47*
医用画像保管システム *111*

う

ウォーターフォール *92*

え

栄養指導支援 *73*
エンド・ユーザーコンピューティング *96*

お

オーダリスト連携用ファイル *120*

か

カード型電子カルテ *54, 107*
回診支援 *73*
改正薬事法 *101*
外部アプリケーション
　画像データ生成 *148*
外部プログラムとの連携 *121*
外来診療状況把握アプリ *72*
外来待ち時間表示システム *72*
カスタム URL スキーム *152, 174*
カスタム Web 公開 *174*
画像 *144*
画像表示
　Web ビューア *148*
　オブジェクトフィールド *147*
紙カルテ *107*
眼科 *37*
眼科診療支援システム *111*
眼科診療録 *129, 130, 144*

177

癌患者サポートチーム相談記録 *69*
患者移動情報データベース *73*
患者基本情報 *15*
患者情報 *120*
患者プロフィール情報 *132*
患者待ち時間 *132*
癌登録 *64*

き

記載率 *56*
救命救急 . → ER
共通化 *120*
業務系 *111*
業務系データベース *112*

く

クレンジング *80*
グローバル変数 *171*

け

血流感染サーベイランス *69*

こ

抗癌剤 *50*
個別化 *120*

さ

災害拠点病院の被災予測 *84*
災害掲示板 *87*
災害用電子カルテ *89*
産科診療録
　URL を使用した連携 *150*
参照系 *111*
　—データベース *114*

し

シェーマ実装 *149*

システム分析 *93*
周術期システム *111*
重症病棟システム *111*
修正管理台帳 *97*
手術支援システム *15*
紹介患者登録 *129*
紹介状 *144*
消化器内科参照系データベース *70*
褥瘡発生予測スケール *66*
人工透析部門システム *31*
腎臓内科診療録 *132*
診療支援システム *63*
診療台帳 *64*
診療録
　URL を使用した連携 *150*

せ

成長曲線 *50*
生理検査 *132*
生理検査システム *111*
セキュリティ設定 *136*

た

耐性菌感染状況 *76*
耐性菌管理システム *16*
耐性菌サーベイランス *67*
多剤耐性菌トレースアプリケーション *77*

ち

地域連携パス *71*
チーム医療支援システム *65*

つ

ツイッター形式 *44*
津波地震被害予測 *83*

●索引

て

データ URL スキーム　*175*
データ互換規格
　電子カルテ間の − *79*
電子カルテ　*11*
　閲覧性　*11*
　産科— *14*
電子カルテアプリケーション　*117*
電子カルテ参照系　*62*
電子的診療情報交換推進事業　*79*
転倒転落アセスメント　*66*

と

同期実行　*123*
ドキュメント　*97*
届け出抗菌剤使用者リスト　*79*

な

内科初診カルテ　*27*
内視鏡システム　*111*
南海トラフ巨大地震　*80*

に

日本 DMAT　*80*
入院状況把握アプリ　*73*
乳腺外科診療録　*144*

は

肺塞栓血栓管理表　*70*
バイナリデータ外部保存　*175*
ハイブリッドシステム　*19*

ひ

非同期実行　*123*
病院情報システム　*11, 92*
　仕様書　*93*

病床管理システム　*16*
病理システム　*111*

ふ

富士通 EGMainGX　*123*
プラグイン　*122*
　画像データ生成　*148*
プログレスノート　*132*
分娩監視システム　*111*

ま

巻き紙方式 → ロールペーパー方式
マルチバイト文字　*151*

も

問診表　*29*

ゆ

ユーザーメーコンピューティング　*96*

よ

要求定義　*93*

ろ

ローカル変数　*171*
ロールペーパー型電子カルテ　*107*
ロールペーパー方式　*11, 54*

著者プロフィール

岡垣篤彦
国立病院機構大阪医療センター医療情報部長。1983 年京都大学医学部卒。1992 年より国立大阪病院（現、国立病院機構大阪医療センター）。1998 年ごろより、病院情報システム、診療支援システム、電子カルテの開発。2000 年 4 月の大阪医療センターの病院情報システムの導入時、2006 年 4 月の病院情報システムのリプレースに際しては、全診療科「カード型電子カルテ」の開発を行った。2011 年より現職。2016 年より医療情報学会評議員。

富田宏昭
1987 年生まれ。FileMaker とオープンソースデータベース、シェルスクリプトなどを活用した Web アプリ開発に従事。一方で、個人的にオープンソースソフトウェアや FileMaker の記事執筆活動に携わる。好きなツールは zsh、vim、mawk。趣味は横乗り系スポーツ、美術館めぐり、高速ジャンクション鑑賞。FileMaker Japan Excellence Award 2011 PR Driver of the Year。

実例から学ぶ電子カルテ活用
— FileMaker で電カルを使いこなす

2017 年 5 月 21 日発行
編・著　岡垣篤彦、富田宏昭
発行所　ライフサイエンス出版株式会社
　　　　〒 103-0024
　　　　東京都中央区日本橋小舟町 8-1
　　　　TEL 03-3664-7900
　　　　http://www.lifescience.co.jp/
印刷　　三報社印刷株式会社
©2017 OKAGAKI Atsuhiko
編集協力　株式会社ドコニカ

乱丁・落丁本はお取り替えいたします。
ISBN 978-4-89775-355-3

JCOPY 本書の無断複写は著作権法上での例外を除き禁じられています。 複写される場合は、そのつど事前に（社）出版者著作権管理機構（ 電話 03-3513-6969、FAX 03-3513-6979、e-mail: info@jcopy.or.jp）の許諾を得てください。